Dr. Schüßlers Biochemie

Eine Volksheilweise

Ein Ratgeber in gesunden und in kranken Tagen

29. Auflage 2001

ISBN 3-925207-05-8

Seite

A. Was der Autor zu diesem Buche zu sagen hat

B. Die Konstitutionsbilder

– mit je einer Abbildung –

C. Die Mittelbilder

D. Die häufigsten Erkrankungen Erwachsener und Kinder

Vorbemerkung zur 27. Auflage

Das vorliegende Buch wird seit Jahren gerne gekauft und gelesen und ist inzwischen in der 27. Auflage erschienen. Die Hersteller biochemischer Mittel haben das Mittel Nr. 8 – in diesem Buch noch als „Natrium muriaticum“ benannt – einheitlich als „Natrium chloratum“ bezeichnet. Wenn Sie also in diesem Buch „Natrium muriaticum“ oder abgekürzt auch „Natr. mur.“ lesen, ist damit immer „Natrium chloratum“ oder „Natr. chlor.“ gemeint. Es handelt sich dabei immer um das gleiche Mittel (Chlornatrium, Kochsalz, NaCl).

A.
Was der Autor zu diesem Buche zu sagen hat

Dieser Leitfaden ist für verantwortungsbewußte Menschen geschrieben. Er verführt nicht etwa zu einer Selbstbehandlung krankhafter Zustände. Im Gegenteil, er soll die Bemühungen um eine gesundheitliche Selbstverantwortung stützen. In der heutigen Reklame werden derart viele Mittel angepriesen, die der Gesundheit dienlich sein sollen, daß für den einzelnen keine kritische Beurteilung mehr möglich ist. Noch immer kursieren Geheimmittel, deren Unschädlichkeit keinesfalls erwiesen ist. Wie sehr die Umgehung einer fachgerechten Behandlung neue Krankheiten erzeugen kann, haben die Erfahrungen der letzten Jahrzehnte eindringlich bewiesen. Der Glaube an die Allmacht der industriellen Produkte zur Wiederherstellung der Gesundheit ist nicht nur erschüttert, sondern einem dunklen Mißtrauen gewichen, das wiederum manche ärztliche Behandlung in wirklichen Notfällen erschweren kann.

Der Verlust der alten Hausapotheke ist zu beklagen. Sie bestand aus naturgemäßen Mitteln, deren Wirksamkeit und Unschädlichkeit sich seit den ältesten Zeiten bewährt hatten. Dieses Wissen wurde von Generation zu Generation weitergegeben. Es gehörte in den Bereich mütterlicher Fürsorge für ihre Familie. Diese Tradition innerhalb der Großfamilien ist erloschen. Damit haben sich Ratlosigkeit und Unsicherheit in der Gesunderhaltung ausgebreitet.

Zu den Versuchen, diesen Verlust zu ersetzen, gehört in erster Linie die Biochemie Dr. Schüßlers, die sich seit rund 100 Jahren bewährt hat. In guter Weise erfüllt sie Grundbedingungen einer Volksweisheit: Die Mittel, derer sie sich bedient, sind unschädlich, sie ersetzen keine gezielte Arzneimitteltherapie aus fachkundiger Hand, und sie wirken auf die natürlichen Funktionen des menschlichen Körpers, seine Widerstandskraft erhöhend.

Damit ersetzen die hochverdünnten körpereigenen Mineralsalze einmal Verluste, die durch jahrelange Fehlernährung entstanden sind, sie können auf diese Weise vorbeugend oder als arzneiliche »erste Hilfe« dienen, und sie können — wie wir es von den mineralhaltigen Heilquellen her kennen — jede mögliche andere Therapie begleiten und unterstützen.

Es war der Wunsch des Verlegers wie des Verfassers, in diesem Buch die reichen Erfahrungen mit der Mineralsalzlehre Dr. Schüßlers vor der Vergessenheit zu bewahren. Darüber hinaus soll es erprobte Ratschläge bringen, die der Gesunderhaltung dienen.

Die Entwicklung der Heilkunde, die stete Zunahme an Erfahrungen und Erkenntnissen machten eine Umarbeitung und Ergänzung, vor allem des allgemeinen Teiles, notwendig. Verleger wie Autor hoffen, mit dieser Neuauflage den Wert dieses Leitfadens erhöht zu haben.

Dr. Hans-Georg Jaedicke

Was heißt Biochemie?

Die Biochemie ist ein wichtiges Forschungsgebiet der Biologie. Sie umfaßt die chemischen Abläufe und Zustände in den Lebewesen. Die medizinische Wissenschaft als angewandte Biologie verdankt ihr die größten Fortschritte in allen Heilwesen. Die grundlegenden Entdekkungen wissenschaftlicher Biochemie waren an die Verfeinerung technischer Apparaturen gebunden. Sie sind daher erst in unserem Jahrhundert möglich geworden. So erhielt der Berliner Professor für Chemie, Emil Fischer, 1902 den Nobelpreis für die Entschlüsselung der Chemie der Eiweißstoffe. 1928 wurde durch Professor Szent Györgyi die chemische Formel des ersten Vitamins (Vitamin C, Ascorbinsäure) gefunden. Im vergangenen Jahrzehnt erst gelang es, den Stoffwechsel der Zelle chemisch zu klären.

Der Begründer der »biochemischen Heilweise«, Dr. med. Wilhelm Heinrich *Schüßler,* war während seines Lebens an den ersten grundlegenden Entdeckungen der chemischen Forschung außerordentlich interessiert. Als Zeitgenossen des großen Berliner Arztes Professor Rudolf Virchow fesselte ihn vor allem dessen Zellenlehre. Es spricht für einen bewunderungswürdigen Scharfblick Dr. Schüßlers, in den chemischen Abläufen der Zellen den Schlüssel für das Verständnis vieler Krankheiten zu vermuten. Aus diesen Überlegungen heraus begründete er seine Mineralsalztherapie, die man noch heute die »Biochemische Heilweise Dr. Schüßlers« oder kürzer die »Biochemie Dr. Schüßlers« nennt.

Wir wollen im folgenden unter »Biochemie Dr. Schüßlers« nur die Behandlung und Vorbeugung von Krankheitszuständen mit den später angegebenen 12 Mineralsalzen verstehen, also eine rein arzneiliche Behandlungsweise.

Die Ideen Dr. Schüßlers breiteten sich im deutschen Volk schnell aus. Dr. Schüßlers Biochemie wurde zu einer Volksheilweise. Die großen Umwälzungen in wissenschaftlicher wie geschichtlicher Hinsicht haben ihr bis heute diese Stellung nicht genommen.

Wie sich aber Dichtung und Wahrheit mit der Zeit miteinander vermischen, so hat sich manches Nicht-Dazugehörige in der Volksanschauung der reinen Lehre Dr. Schüßlers zugesellt. Nicht als Wertung, sondern zur Klärung der Begriffe sei darauf verwiesen, daß die Behandlung mit homöopathischen Mitteln, Tees, Wasser, Naturheilkunde usw. nicht unter den Begriff »Biochemie« fällt, sich aber in sinngemäßem Wechselspiel mit ihr und untereinander ergänzen kann.

Auch sind Fragen der Krankheitserkennung, wie Augendiagnose (Irisdiagnose), Astrologie, Pendeln und dergleichen, in keiner Hinsicht an den Begriff »Biochemie« geknüpft.

Der jahrzehntelange Kampf um Anerkennung naturgemäßer Heilweisen führte zur Prägung gewisser Schlagworte, wie Allopathie, Schulmedizin, Homöopathie, Naturheilkunde, Hydrotherapie usw., die ebenfalls einer gewissenhaften Begriffserklärung bedürfen.

Meist war bei Gebrauch dieser Worte deren Inhalt sachlich gar nicht geläufig. Sie waren vielmehr oft Ausdruck einer Abwehr von Engstirnigkeit, Dünkel und Arroganz, mit denen sich neue Ideen wohl immer auseinanderzusetzen hatten. Es gibt heute kaum noch Kämpfe zwischen Medizin und Naturheilweisen. Das ernste Gebiet der Heilkunde sollte frei bleiben von jeglichem Fanatismus und niemals das Kampffeld verschiedener Theorien werden. Auch die Mineralsalztherapie Dr. Schüßlers erfordert noch heute sorgsames Prüfen, kritisches Sammeln von Erfahrungen und einen wohldurchdachten Einsatz.

Was heißt Schulmedizin?

Man bezeichnet mit diesem Wort alles, was der angehende Arzt auf der Universität und ihren angegliederten Instituten (Kliniken) bis zur Beendigung seines Studiums lernt. Man warf früher — vielleicht zu Recht — diesem Lehrsystem Neigung zu Vorurteil und zu starrer Dogmatik vor, mit denen die Ideen der Pioniere der natürlichen Heilweisen von vornherein abgeurteilt, oder, was noch schmerzlicher ist, lächerlich gemacht wurden. Diese Zeiten sind vorüber, nachdem das System des Hochschulstudiums mehr der sozialen Entwicklung angepaßt wurde. Niemand wird dagegen leugnen, daß eine gewisse Strenge, Systematik und Ordnung zum Erlernen jedes Berufes gehört. Einseitige, Überhebliche und Dogmatiker wird es in allen Lagern geben, jedoch ist deren Kampf niemals im Sinne des leidenden Menschen. Dazu ist die Schulmedizin selbst als lebendige Wissenschaft in stetem Wandel begriffen, also kein fester Begriff. Gerade umwälzende Forschungsergebnisse in Physik, Chemie und Biologie der letzten

Jahrzehnte schufen die Grundlagen zum Einbau naturheilkundlicher Wahrheiten in die offizielle Wissenschaft und lehrten verstehen, was bis dahin als wissenschaftlich unmöglich galt. Dies gilt auch für die Krankenbehandlung mit Mineralsalzen.

Was ist Allopathie?

Das griechische Wort »allos« heißt »ein anderer«, »pathos« bedeutet »Leiden«, »Krankheit«. Unter Allopathie verstand man früher eine der Homöopathie entgegengesetzte Heilmethode, welche die Krankheitssymptome mit »Gegenmitteln« zu bekämpfen trachtete. Drastische Beispiele solchen Vorgehens wären das grundsätzliche Niederdrücken von Fieber mit fiebersenkenden Medikamenten oder das »Stopfen« eines Durchfalls mit Opium. Im Überschwang der Entdeckerfreude an ehemals neuen Präparaten der chemischen Industrie mögen derartige Anschauungen vorübergehend geherrscht haben. Derzeit sind sie sicherlich nicht mehr vorhanden. Heute wird der seines Sinnes entleerte Begriff »Allopathie« nur noch zur Veranschaulichung eines Gegensatzes zur reinen Naturheilkunde gebraucht.

Was ist Homöopathie?

Der Begründer der sogenannten Arzneimitteltherapie ist Christian Friedrich Samuel Hahnemann, 1775 in Meißen geboren. Er vereinigte ein ausgesprochenes Talent für Sprachen mit einem naturwissenschaftlichen und ärztlichen. Nach Abschluß seines Medizinstudiums und sorgfältiger ärztlicher Forschungsarbeit kam er zu seinem Lehrsatz: »Ähnliches wird durch Ähnliches geheilt.« Sein der Allopathie entgegengesetztes Gedankengebäude gründet sich auf einem sehr genauen Studium von Arzneimittelwirkungen am Gesunden. So erhielt er, wenn er oder seine Schüler ein bestimmtes Gift aus der Arzneimittelreihe in üblicher Dosierung über längere Zeitdauer regelmäßig einnahmen, eine bestimmte Reihe verschiedener Wirkungen auf Körper und Gemüt, die man vielleicht als »Fein-Vergiftungsbild« deuten kann. Man probierte eine Unzahl von Stoffen am gesunden Menschen aus, stellte die Symptome zusammen und erhielt dadurch für jedes

Mittel ein charakteristisches Symptomenbild. Diese zusammen bilden die homöopathische Arzneimittellehre.

Hahnemann fand nun aus Erfahrung, daß die Krankheiten durch solche Stoffe geheilt werden können, deren erprobte Symptome denen der Krankheit am nächsten kommen (Ähnliches durch Ähnliches). Dabei darf das Medikament natürlich nicht als Gift wirken. Zu diesem Zweck wandte Hahnemann das weiter unten besprochene Prinzip der Verdünnung, der Potenzierung, an. So wollte er schädliche Nebenwirkungen vermeiden. Aber nicht alle homöopathischen Arzneimittelbilder sind durch Selbstversuch entstanden, sondern eine ganze Reihe durch Erfahrung am Krankenbett. Dazu dürften zum Teil auch die anorganischen Mineralsalze gehören, die Dr. Schüßler zum Ausbau seiner Behandlungsweise anregten.

Die Gedanken Hahnemanns sind nicht ganz neu gewesen. Der berühmte »Vater der abendländischen Medizin«, der griechische Arzt Hippokrates, geb. 460 v. Chr. auf der Insel Kos und der Deutsche Paracelsus hatten schon vorher ähnliches erwähnt. Hahnemanns Verdienst ist der systematische Aufbau eines auf dem Ähnlichkeitsprinzip beruhenden Heilsystems. Seine Gedanken erscheinen im Licht neuester Forschung, die den Begriff des Reizes, fein-physikalischer und -chemischer, -biologischer Vorgänge bearbeitet, heute nicht mehr so außergewöhnlich wie noch von Jahrzehnten. Ebenso dürften einmal die Erfolge der Mineralsalztherapie Dr. Schüßlers durch die Fortschritte medizinisch-biochemischer Forschung ihre endgültige wissenschaftliche Würdigung erfahren.

Wer war Dr. Schüßler?

Wilhelm Heinrich Schüßler wurde am 21. August 1821 als Sohn eines Steuerbeamten in Zwischenahn, einer kleinen oldenburgischen Stadt geboren. Sein Vater konnte dem begabten Sohn den Besuch höherer Schulen nicht ermöglichen. Schüßler erwarb sich daher in unermüdlichem Fleiß ausgezeichnete Kenntnisse in zahlreichen Fremdsprachen. Es mutet uns heute merkwürdig an, daß ein Mensch durch Selbststudium zur fließenden Beherrschung von Latein, Griechisch, Französisch, Englisch, Spanisch und Italienisch gelangen kann. Später widmete er sich zusätzlich noch dem Alt-Indischen (Sanskrit), wandte sich jedoch bald seinen naturwissenschaftlichen Interessen zu.

Die damalige Krise innerhalb der medizinischen Wissenschaft, besonders das Aufkommen der Homöopathie, fand im Oldenburgischen ihren besonderen Niederschlag. Schüßlers immer suchender Geist wandte sich der neuen Bewegung, die durch Samuel Hahnemann gegründet wurde, zu, und er beschloß, homöopathischer Laienbehandler zu werden. Sein Bruder ermöglichte ihm daraufhin das medizinische Hochschulstudium. Er holte seine Reifeprüfung am heimatlichen Gymnasium nach, promovierte schon nach fünf Semestern in Gießen zum medizinischen Doktor und legte einige Jahre später sein Staatsexamen ab.

Nun war für den inzwischen schon Sechsunddreißigjährigen der Weg frei zur Entfaltung ärztlichen Helfens. Bis zu seinem Tode war dieser Weg von rastlosem Forschen und Kämpfen erfüllt und stellte den revolutionären Geist immer von neuem in den Brennpunkt wissenschaftlicher und öffentlicher Kritik.

Zunächst ließ er sich 1857, als wohl einer der ersten rein homöopathischen Ärzte Norddeutschlands, in Oldenburg nieder. Fünfzehn Jahre lang war er einer der eifrigsten Vorkämpfer für das homöopathische Gedankengut und verteidigte dieses mit seiner angeborenen Standhaftigkeit gegenüber allen großen ärztlichen Gegnern.

Und doch sollten diese erfolgreichen Jahre nur der Auftakt für die von ihm selbst begründete und nach ihm benannte Arzneibehandlung sein. Nach 1872 widmete er sich ausschließlich der Behandlung von Krankheiten mit feinverteilten anorganischen Salzen, »Biochemie« genannt, und verfeinerte dieses Verfahren, bei dem er zunächst zwölf, dann nur elf Mineralstoffe verwandte, zu einem erfolgreichen, umfassenden Heilsystem.

Es lag etwas Bestechendes und Keimkräftiges in dem damals neuartigen Gedanken, in der Vielfalt der Krankheiten das zusammenfassend Einfache zu sehen und damit einem Wust und Wirrwarr damals üblicher zusammengesetzter Heilmittel den Rücken zu kehren. Dr. Schüßler war stets kritisch und beobachtend darauf bedacht, die wenigen von ihm verwandten Medikamente bis in ihre feinste Wirksamkeit auszuschöpfen. So einfach diese Methode auch zunächst erscheinen muß, so sehr viel mehr Erfahrung, Einfühlung und Beobachtung gehört doch zur Behandlung mit wenigen, ganz gründlich durchforschten Mitteln. Es ist also *nicht* kinderleicht, biochemisch zu behandeln.

An der Homöopathie störte Dr. Schüßler die jährlich ins Unübersehbare wachsende Zahl von neuen Medikamenten. Heute ist es schon so, daß kaum ein einziges menschliches Hirn in der Lage ist, alle Arzneimittelbilder der gebräuchlichen Hoöopathie im Gedächtnis und damit am Krankenbett verfügbar zu haben. Ein Kritiker der biochemischen Heilweise verglich einmal die Homöopathie mit einer gewaltigen Orgel voller komplizierter Register, auf der nur einzelne große Meister zu spielen in der Lage seien. Die Biochemie sei dagegen ein Kinderklavier. Es ist jedoch zu prüfen, ob eine einfache Melodie nicht besser ist als eine danebengespielte komplizierte Orgelkomposition. Vergessen wir auch nicht, daß ein Mozart ein ganz großes Kunstwerk für ein ganz kleines Orgelchen schrieb.

Eines haben alle Gegner dem alten Schüßler, von dem heute noch seine Landsleute in verehrender Erinnerung sprechen, nicht verwerfen können: daß er ein Arzt aus Gewinnsucht gewesen wäre. Er hat sein Heilsystem vor aller Welt klar ausgebreitet und nicht aus Geheimmitteln und -lehren sich persönlich bereichert. Seine Menschenliebe, seine männliche Standhaftigkeit — die Eigenschaften jedes wahrhaften Arztes —, sein sehr großer Fleiß und sein Eingehen auf die feinste persönliche Abstufung im Krankheitsbild des hilfesuchenden Leidenden brachten es mit sich, daß Schüßler nach seinem Tode eine außerordentlich große Zahl trauernder einstiger Patienten zurückließ, denen er mit seiner Heilweise neue Gesundheit schenken durfte. Am 30. März 1898 starb Dr. Schüßler in Oldenburg an einem Schlaganfall.

Mag manches an der theoretischen Begründung der Schüßlerschen Biochemie allzu sehr zeitbedingt und auf Grund besseren heutigen Wissens als überholt angesehen werden, der Arzt Schüßler wäre der Letzte gewesen, der das Unergründliche im Geheimnis des Lebendigen geleugnet hätte. Der Leidende wird stets dem Arzt recht geben, der ihm wirkliche Hilfe bringt. Mag dieser auch in bescheidenem Herzen sich zugeben: Ich weiß, daß ich nichts weiß! Heute wie damals.

Was müssen wir über die biochemische Heilmethode wissen?

Der biochemischen Heilmethode liegt eine auf Erfahrung am kranken Menschen geformte Lehre zugrunde. Wer sich wirklich mit den von Dr. Schüßler angegebenen zwölf Mineralsalzen befaßt und sie in ihrer feinsten Abstufung angewendet hat, wird die Erfolge verstehen und bestätigen können, die sie bis heute zu einer Volksheilkunde hat werden lassen.

Es ist kein Zweifel, daß Dr. Schüßler während seiner fünfzehnjährigen praktischen Tätigkeit als homöopathischer Arzt die vielseitige Bedeutung der in der homöopathischen Arzneimittellehre beschriebenen Minerale kennenlernte und sie besonders studierte. Dabei fiel ihm auf, daß gerade die Salze, die sich bei der Veraschung von Körpergewebe als im menschlichen Organismus normal vorkommend erwiesen, in hoher Verdünnung eine tiefgreifende umstimmende Wirkung entfalteten. Dr. Schüßler ging davon aus, daß diese Wirkung bei den einzelnen Menschen verschieden ist, je nach ihrer Art zu reagieren. Er beobachtete daher sehr genau die Konstitution seiner Kranken und ordnete dieser das passende Mittel zu. Derartige an den Konstitutionstyp gebundene Heilmittelwirkungen hat die Medizin seit jeher gekannt. In jüngster Zeit spielen sie in der Klimaforschung und der Bädertherapie eine große Rolle. Es spricht für eine spezielle Begabung Dr. Schüßlers, für die 12 Mineralsalze die jeweilige Konstitutionsspezifität herausgefunden zu haben.

Biochemie im Sinne Dr. Schüßlers ist also als eine medikamentöse Erfassung des ganzen Menschen aufzufassen. Wir wissen heute, wie damals auch schon, daß z. B. ein Schlankwüchsiger anders reagiert, auch zu anderen Krankheitsformen neigt wie ein Rundwüchsiger. Man kann also in einem gewissen Umfang schon vom Typ des körperlichen Erscheinungsbildes her auf die Disposition zu gewissen krankhaften Veränderungen schließen. Andererseits scheint es durchaus möglich, aus bestimmten Reaktionsweisen gesunder oder krankhafter Art Schlüsse auf die Konstitutionsform zu ziehen. Wenn Dr. Schüßler also von der sorgfältigen Beobachtung der Symptome eines Krankheitsbildes, der ganz persönlichen Reaktionsweise des Leidenden, ausging, versuchte er bei seiner Mittelwahl, die Abwehrkräfte des ganzen Menschen anzuregen. Es ging ihm also nicht um eine Art Reparatur von Schäden, ein Gesundmachen. Er wollte das Werden anregen, das im Gesundwerden gedanklich sich ausdrückt. In diesem ärztlichen Vorhaben drücken sich die gleichen Tendenzen aus, die wir heute z. B. in der Naturheilkunde, der Kurbehandlung im Sinne vorbeugender Gesundheitspflege oder in der Psychotherapie vorfinden. Gerade auf die Verbindung der Gedanken Dr. Schüßlers zu denen der Psychotherapie ist oft hingewiesen worden, vor allem gerade von psychologischer Seite her.

Noch mehr leuchten die Beziehungen zu der seit dem Altertum bewährten Benutzung von Heilquellen ein. Die Genesungserfolge dieser Trinkkuren werden bekanntlich auf die im Wasser gelösten Mineralsalze zurückgeführt. Wieweit psychologische Faktoren und die innere Einstellung des Kranken bei der Genesung eine Rolle spielen, wissen wir aus neuesten Forschungsergebnissen der Hochschulmedizin. Wenn diese Zusammenhänge auch bei der Verordnung von biochemischen Mitteln aufzufinden sind, wie es Hans Blüher in seinem Werk »Traktat über die Heilkunde« (Klett-Verlag, Stuttgart) beschreibt, spräche dieser Punkt nicht gegen die Anwendung der Behandlungsgrundsätze Dr. Schüßlers in heutiger Zeit.

Es ist noch nicht lange her, daß man die Entstehung der »Schwindsucht« auf bestimmte Bodenausdünstungen zurückführte. Die Entdeckung des Kochbazillus belehrte uns über die wirklichen Zusammenhänge. Ähnlich erging es auch der Begründung der Wirkung vieler alter Medikamente, z. B. des Fingerhutes (Digitalis). Noch heute stellen wir aus ihm das wichtigste Herzmittel her, obgleich wir wissen, daß seine Wirkung nicht auf einfache »Wasseraustreibung« gerichtet ist, wie man vor Dr. Withering (engl. Arzt Dr. William Withering, 1776 erste Versuche mit Digitalis purpurea) annahm. Wenn heute Gedanken Dr. Schüßlers weltweiten Umfang angenommen haben — denken wir an die Anwendung von Fluor-Salzen im Trinkwasser zur Vorbeugung gegen die Caries (Zahnfäule) — so tritt der Streit um die Begründung, die Dr. Schüßler für seine Therapieweise annahm, in den Hintergrund. Sie ist heute nur noch von historischem Interesse.

Wie begründete Dr. Schüßler seine Heilweise?

Er lebte und arbeitete in einer Zeit größter biologischer Entdeckungen. Physik und Chemie begannen ihren Einzug in die Wissenschaft vom Lebendigen. Das Mikroskop hatte inzwischen die der alten Medizin unsichtbare Welt entdeckt. Rudolf Virchow, geb. 1821 in Schivelbein (Pommern), von 1856 bis 1902 Direktor des Pathologischen Instituts der Universität Berlin, begründete die Krankheitslehre der Zellen (Zellularpathologie). Er lehrte, daß alle Krankheiten auf einer veränderten Tätigkeit beziehungsweise Beschaffenheit der Zellen beruhen. Der Erregbarkeit der Zelle komme die entscheidende Bedeutung zu. Er stellte den Satz auf: »Die Krankheit des Körpers ist gleich der Krankheit der Zelle.« Dieser Lehrsatz wurde Dr. Schüßler zu einem Fundament in der Begründung seiner Heilweise.

Gleichzeitig nahm damals die Forschung über die Lebensvorgänge (Physiologie) einen großen Aufschwung. Einer der bedeutendsten Wissenschaftler dieser Art war der Arzt und Physiologe Jakob Moleschott, geb. 1822 in Herzogenbusch, gestorben 1893 als Professor in Rom. Eines seiner Hauptwerke, das auch heute noch lesenswert ist, »Der Kreislauf des Lebens«, enthält die Erkenntnis: »Die Krankheit der Zelle entsteht durch Verlust an anorganischen Salzen.« Dr. Schüßler schloß darauf, daß dann die Gesundung der Zelle und damit des Körpers durch Deckung des Verlustes erreichbar sei. Aus der Homöopathie war ihm geläufig, daß die Mittel potenziert werden müssen, um Schäden zu verhüten und für die Körperzellen aufnahmefähig zu werden.

Seine Schrift, in der er diese Gedanken verfocht, hieß: »Eine abgekürzte Therapie, begründet auf Physiologie und Zellularpathologie« (erschienen 1874), jetzt bekannt unter dem Namen: »Eine abgekürzte Therapie, Anleitung zur biochemischen Behandlung der Krankheiten«, von Dr. med. Schüßler.

Was sind anorganische Mineralsalze?

Wenn wir von Salz sprechen, denken wir im allgemeinen an das käufliche Kochsalz. Die alten Salzstraßen erinnern an das Bedürfnis unserer Vorfahren nach diesem Stoff. Im Meerwasser, in dem einst das Leben auf der Erde entstand, sind fast alle Mineralsalze gelöst vorhanden, die wir auch in Mensch und Tier vorfinden. Wir müssen diese Salze stets neu mit unserer Nahrung aufnehmen; sie werden also nicht in uns gebildet. In der Wissenschaft heißen solche Stoffe »essentielle« Nahrungsbestandteile. Solche essentiellen Nahrungsbestandteile sind z. B. gewisse Bausteine der Eiweiße, die essentiellen oder unentbehrlichen Aminosäuren, gewisse Fettsäuren (Linolsäure u. a.), die Vitamine und Mineralsalze. Beim Fehlen oder bei Mangel dieser Substanzen kommt es früher oder später zu Krankheitserscheinungen. Jeder kennt heute den Begriff des Mangels an Kalk, Kalium oder Eisen als Erkrankungsursache.

»Anorganisch« heißen die Mineralsalze, weil es sich eingebürgert hat, die Kohlenstoffverbindungen, an die sich die Lebensvorgänge knüpfen, in der »organischen Chemie« zusammenzufassen.

Salze sind zusammengesetzte Stoffe. Sie bestehen aus verschiedenen chemischen Elementen, deren kleinster Baustein das Atom ist. Verbinden sich mehrere Atome fest miteinander (chemische Verbindung), so sprechen wir von der neuen Einheit als einem Molekül. Lösen wir solche chemisch zusammengesetzten Verbindungen aus der Reihe der Mineralsalze in Wasser, so zerfällt dort ein Teil der Moleküle in elektrisch positiv oder negativ geladene Atome oder Molekularbruchstücke, die man Ionen nennt. Kochsalz z. B. ist ein Molekül aus je einem Atom der chemischen Elemente Natrium und Chlor. In der Lösung zerfällt das Molekül Natriumchlorid in das elektrisch positiv geladene Natrium- und das negativ geladene Chlor-Ion. Im Organismus kommen die Mineralsalze vorwiegend in gelöstem, jonisiertem Zustande vor. Die Art ihrer elektrischen Ladung ist bestimmend für ihre biologische Wirksamkeit.

Dr. Schüßler wählte anfänglich zwölf, späterhin elf Mineralsalze aus, auf deren therapeutischer Verwendung er sein Heilsystem aufbaute. In der nachfolgenden Aufzählung wurde die noch heute gebräuchliche Reihenfolge und Numerierung gewählt. Nachdem die Benennung der Salze in der Medizin und der Chemie oft voneinander abweichen, wurde die von Dr. Schüßler gewählte Bezeichnung beibehalten.

1. Calcium fluoratum (Calc. fluor.)
   (Fluorcalcium, Calciumfluorid, Flußspat, $Ca\ F_2$)
2. Calcium phosphoricum (Calc. phos.)

(Phosphorsaurer Kalk, Calciumphosphat, $CaHPO_4 \cdot 2H_2O$)

3. Ferrum phosphoricum (Ferr. phos.)
(Phosphorsaures Eisen, $FePO_4 \cdot 2H_2O$)
4. Kalium chloratum (Kal. chlor.)
(Chlorkalium, KCl)
5. Kalium phosphoricum (Kal. phos.)
(Kaliumphosphat, phosphorsaures Kalium, KH_2PO_4)
6. Kalium sulfuricum (Kal. sulf.)
(Schwefelsaures Kalium, Kaliumsulfat, K_2SO_4)
7. Magnesium phosphoricum (Magn. phos.)
(Phosphorsaures Magnesium, Magnesiumhydrogenphosphat, $MgHPO_4 \cdot 7H_2O$)
8. Natrium muriaticum (Natr. mur.)
(Chlornatrium, Natriumchlorid, Kochsalz, NaCl)
9. Natrium phosphoricum (Natr. phos.)
(Phosphorsaures Natrium, Dinatriumorthophosphat, $Na_2HPO_4 \cdot 12H_2O$)
10. Natrium sulfuricum (Natr. sulf.)
(Schwefelsaures Natrium, Glaubersalz, $Na_2SO_4 \cdot 10H_2O$)
11. Silicea (Sil.)
(Kieselsäure, H_2SiO_3)
12. Calcium sulfuricum (Calc. sulf.)
(Schwefelsaures Kalzium, Gips, $CaSO_4 \cdot 2H_2O$) Calciumsulfat

Wie wirken Mineralsalze im Körper?

In dem vorangehenden Kapitel wurde erwähnt, daß Mineralsalze in gelöster Form sich in elektrisch positiv oder negativ geladene Bruchstücke, die Ionen, zerlegen. Von dieser Tatsache konnte Dr. Schüßler noch nicht wissen. Aber gerade sie könnte der Zugang zu einer wissenschaftlichen Erklärung seiner empirisch am Krankenbett gefundenen Lehre sein. Seine Theorie sprach noch von Molekülbewegungen. Wir führen die biologische Wirksamkeit der Mineralsalze auf ihre elektrische Ladung zurück. Die in der Körperflüssigkeit gelösten Ionen werden daher auch als Elektrolyte bezeichnet. Die wichtigsten Ionen mit positiver Ladung sind Kalium, Calcium, Natrium, Magnesium, mit negativer elektrischer Ladung Chloride, Phosphate,

Sulfate. Das elektrische Gleichgewicht in der gleichen Körperflüssigkeit wird dadurch gewahrt, daß sich positiv und negativ geladene Teilchen ausgleichen. Sie stehen aber nicht in Verbindung miteinander.

Unter den Körperflüssigkeiten, die 60% des gesamten Gewichtes des Erwachsenen ausmachen, befinden sich 45% innerhalb der mehrere Milliarden Körperzellen (intrazelluläre Flüssigkeit) und 15% außerhalb der Zellen (extrazelluläre Flüssigkeit). Zwischen der Elektrolytzusammensetzung beider Flüssigkeitsarten bestehen deutliche Unterschiede. So bildet Kalium das wichtigste positiv geladene Ion innerhalb der Zellflüssigkeit. Es liegt entweder in freier Form oder an Eiweiß gebunden vor. Wenn der Körper neues Gewebe bilden will, muß die Nahrung neben Eiweiß auch Kalium in genügender Menge enthalten. Kaliumionen aktivieren als Katalysator die Oxydationsvorgänge im Zellstoffwechsel. Die Zelle enthält daher 60mal mehr Kalium als ihre Umgebung.

Natrium dagegen beherrscht als positiv geladenes Ion die Extrazellulärflüssigkeit. In gewissem Sinne bildet es den Gegenspieler zum Kalium und hält das Säure-Basen-Gleichgewicht aufrecht.
Calcium kommt wie Natrium fast nur außerhalb der Zellen vor. In fest gebundenem Zustande befindet es sich (zu 75%) in den Knochen. In elektrisch geladenem Zustande hält es ebenfalls das Säure-Basen-Gleichgewicht im Ausgleich. Während Kalium die Erregbarkeit der Zellen steigert, wird dieselbe durch Calcium gedämpft. Der Rhythmus des Herzschlages ist vom Vorhandensein von Calcium-Ionen abhängig. Der komplizierte Vorgang der Blutgerinnung kommt ohne Calcium nicht zustande. Auch das Magnesiumion ist positiv geladen. Einerseits wirkt es in dem geheimnisvollen Orchester der Mineralstoffe dem Calcium entgegengesetzt (Antagonist), auf der anderen Seite dämpft es die Nervenerregbarkeit, ähnlich wie Calcium sie normalisiert.

Das negativ geladene Chlor-Ion kommt innerhalb der Zellen fast nicht vor. In der Außenflüssigkeit beherrscht es den Flüssigkeitsdruck und -austausch.

Besonders viele regulierende Eigenschaften kommen den elektrisch negativ geladenen Phosphorsäure-Ionen zu. Sie greifen in den Muskel-, den Zucker- und Kalkstoffwechsel ein und steigern die Nervenerregbarkeit.

Die Schwefelsäure hat besondere Bedeutung bei Entgiftungsvorgängen im Leberstoffwechsel. Daneben bestehen enge Beziehungen zu ihr bei der Eiweißbildung und den Stoffumsetzungen in den Zellen. Diese bewußt sehr knapp gehaltenen Erläuterungen der Funktion von Mineralsalzen müssen um ein Gebiet ergänzt werden, das die Forschung der letzten Jahrzehnte in besonderem Maße beschäftigt hat: die Spurenelemente.

Unter Spuren- oder Bioelementen verstehen wir jene chemischen Grundstoffe, die im pflanzlichen und tierischen Organismus nur in sehr geringer Menge vorkommen. Wir kennen erst von einem kleinen Teil dieser Elemente die biologische Bedeutung. So enthält das blutbildende Vitamin B 12 Kobalt, der rote Blutfarbstoff Eisen. Einige Spurenelemente sind nur mit der Nahrung in unsern Körper gelangt und werden wieder ausgeschieden. Die wirksamen Bio-Spurenelemente sind auch als »anorganische Vitamine« (R. Ammon) bezeichnet worden. Im Rahmen dieses Leitfadens sollen uns drei von ihnen besonders interessieren: Fluor, Eisen und Silicium. Sie sind Bestandteile der von Dr. Schüßler verwendeten Mineralsalze.

Vom Fluor wird später noch zu sprechen sein. Das Eisen kommt im Organismus des Menschen in chemischer Bindung an Eiweiß in der Menge von etwa 3,5 Gramm vor. Es spielt eine Rolle in den Verbrennungsprozessen, seine Anwesenheit ermöglicht erst die Aufnahme und Aktivierung von Sauerstoff und ist unentbehrlich innerhalb der komplizierten Stoffumsetzungen in den Zellen.

Das Silicium ist nach dem Sauerstoff das meistverbreitete Element der Erde. Ein Viertel der uns zugänglichen Erdrinde besteht aus diesem Element. Dennoch kommt Silicium im menschlichen Organismus nur in Spuren vor. Daß es nahe Beziehungen zum Bindegewebe hat, konnte in den letzten Jahrzehnten in vielen Experimenten bewiesen werden. Dr. Schüßlers Auffassung fand also ihre Bestätigung. Auch die uralte Gepflogenheit der Volksmedizin, bei der Lungentuberkulose kieselsäurehaltige Extrakte und Aufgüsse von Schachtelhalm zu verabreichen, wurde wissenschaftlich erklärbar. Tierexperimente und Beobachtungen am Menschen mit Silicose (Staublunge) ergaben die Reizwirkung von Silicium schon in sehr geringer Menge auf die Neubildung von Bindegewebe. Damit aber bahnt sich ein Weg zum wissenschaftlichen Verständnis der Heilerfolge mit den Mitteln der biochemischen Heilweise Dr. Schüßlers an, dem im anschließenden Kapitel nachgegangen werden soll.

Wie erklären sich die heilenden Wirkungen der Mineralsalze?

Hat man eine Zeitlang nach der Entdeckung Dr. Schüßlers angenommen, daß die Einnahme der anorganischen Mineralsalze einen Mangel an diesem Stoff direkt ausgleiche, so kann aus den verschiedensten Erwägungen heraus diese Erklärung nicht mehr aufrechterhalten werden. Sie ist auch nicht im Sinne Dr. Schüßlers gewesen. Denn er schrieb einmal an seinen Gegner Professor Bock: »Die Infinitesimalgaben (unwägbar kleine Gaben) von Kalk ... entsprechen zwar nicht ihrer Quantität nach dem Mangelquantum, sie regen aber den Organismus zu einer natürlichen Tätigkeit an, aus den kalkhaltigen Nahrungsmitteln den Kalk zu entnehmen, dessen er bedarf.« Also schon hier ist der Gedanke ausgesprochen, daß die Mineralsalzwirkung auf einem *Reiz* beruht. Es wird etwas in den Körper, den Säftestrom, eingeführt, was das Gefüge in Unruhe versetzt, den Zustand im Sinne der Wiederherstellung der Harmonie ändert. Nachdem durch die wohlerprobten Arzneimittelbilder und ihre Heilsymptome dieser Vorgang aber bewußt *gesteuert* werden kann, können wir von einem gelenkten oder *spezifischen Reiz* sprechen. Daß dieser mit elektro-chemischen Veränderungen im Gewebe zusammenhängt, können wir auf Grund neuester Forschungen annehmen.

Danach ist kaum anzunehmen, daß die Zufuhr des Minerals schlechthin diese Reizwirkung auslöst. Vielmehr scheint sie an die homöopathische Dosierung, die Feinverteilung oder Potenzierung gebunden zu sein. Versuche mit stark verdünnten Salzlösungen an der Froschhaut, die zum Nachweis von deutlichen Zustandsänderungen des Flüssigkeitsstromes zu den Zellen hin führten, sprechen dafür.

Einige Wissenschaftler ordnen die biochemische Heilweise Dr. Schüßlers in die Homöopathie ein. Dieser Versuch hat viel für sich, da Dr. Schüßler bekanntlich als rein homöopathisch behandelnder Arzt zu seiner Heilweise kam. Andere Autoren vergleichen die Heilwirkungen der Mineralsalztherapie mit denen der Heilquellen, besonders solchen, die Fluor, Eisen, Kieselsäure und Schwefel gelöst enthalten. Auch diese Erklärung ist annehmbar, wenn wir das im folgenden Absatz zu behandelnde Fluor-Thema betrachten.

Es ist erfreulich, daß entgegen der anfänglichen grundsätzlichen Ablehnung, die Dr. Schüßlers Ideen erfuhren, bis heute viele anerkennende Stimmen laut geworden sind. Darunter befinden sich namhafte Medizinprofessoren, wie Mathes und vor allem der Greifswalder Professor Hugo Schulz. Dieser hatte sich als Pharmakologe eingehend mit der Lehre Dr. Schüßlers beschäftigt. Er bezweifelte deren Heilerfolge nicht und kam zu dem Schluß: »Es bleibt nichts anderes übrig zu sagen, ›fiat experimentum‹, eine Forderung, die wohl bisher kaum erfüllt wurde.« (1907)

Dieser Forderung, die Biochemie Dr. Schüßlers zur Erfahrungsheilkunde zu machen, sind in den darauffolgenden sechs Jahrzehnten viele Ärzte nachgekommen.

Daß die empirisch gefundenen Heilwirkungen an vielen Stellen wissenschaftliche Würdigung erfuhren, soll im nächsten Abschnitt gezeigt werden.

Gibt es wissenschaftliche Beweise für die Behandlungslehre Dr. Schüßlers?

Diese Frage muß eindeutig bejaht werden. Es wäre verwirrend, alle wissenschaftlichen Beweise dieser Art aufzuzählen. Daher soll nur von dem ersten der zwölf Mineralsalze, dem Calcium fluoratum, gesprochen werden.

Vor rund 100 Jahren empfahl Dr. Schüßler dieses Mittel bei folgenden Krankheiten: 1. Zahnverfall (Karies), Zahnschmelzdefekten, Zahnungsschwierigkeiten der Kinder, 2. Erweichungen der Knochen, bei Nervenschmerzen und Hexenschuß, wie wir sie heute als Nervendruckerscheinungen bei Bandscheibenleiden erkannt haben, 3. Arterienverkalkung und frühem Altern, 4. Knotenkropf.

Die Geschichte der therapeutischen Anwendung von Fluorsalzen ist aus mehreren Gründen interessant. Einmal beweist sie die Engstirnigkeit aller Gegner einer Erfahrungsheilkunde, deren Argumente nur aus ihrer ganz persönlichen stammen. Lange wurde ja so gegen die Therapie Dr. Schüßlers gekämpft. Dann aber zeigt sie auch die ungeheuren Schwierigkeiten, die eine wirkliche Beweisführung in der Medizin mit sich bringt. Das mag ein Trost für die »Außenseiter« in der Medizin bedeuten, die getragen von ihren Erfolgen, sich durch Angriffe nicht abschrecken lassen.

Die Zahnkaries ist die am weitesten verbreitete Zivilisationsseuche. Betrug der Prozentsatz der erkrankten Zähne in der Steinzeit noch 2,9%, so in der Bronzezeit bereits 21,8%, im IV. Jahrhundert n. Chr. 70,3%, im XII. Jahrhundert 75,8%, im 18. — 19. Jahrhundert 82,78%. Hatten 1905 sechsjährige Berliner Kinder zu 41% Karies, so sind es heute 90%.

Das einzige Mittel, das die medizinische Wissenschaft gegen diese Krankheit gefunden hat, sind Fluor-Salze, in sehr kleiner Menge.

Die Fluormenge entspricht etwa der 6. Dezimalverdünnung des Salzes (D 6) im Wasser, also einem Milligramm auf 1 Liter Wasser. In Amerika versorgten 1945 6 Gemeinden die Bevölkerung mit fluoriertem Trinkwasser, 1964 sind es 2758 Städte mit 50 Millionen Einwohnern. 31 Staaten der Erde wenden diese Methode heute an.

Wie kam es zu einer derartigen weltweiten Ausbreitung einer Mineralsalztherapie, die Dr. Schüßler mindestens seit 1860 anwandte?

1803 entdeckte Morichini das Vorhandensein von Fluor in Zähnen und Knochen. 1867 beschrieb der Franzose Magitot Veränderungen von Zähnen durch fluorreiches Trinkwasser in Nordafrika. 1896 schuldigte der Chemiker Dr. A. Deninger aus Baden in einem Vortrag in Mainz den Fluormangel als Ursache der Karies an. 1901 beobachtete der Amerikaner Eager bei Neapel das Auftreten gelbfleckiger Zähne (Mottled Teeth) bei Italienern, die fluorreiches Trinkwasser benutzten. Daraufhin wurden in Amerika ähnliche Befunde beschrieben. 1908 wurde der erste dieser Patienten einem medizinischen Kongreß vorgestellt. 1916 stellte G. V. Black eine geringere Anfälligkeit solcher gesprenkelter Zähne für Karies fest. 1918 bewies der amerikanische Zahnarzt Dr. Frederik S. McKay aus Colorado Springs die Heilkraft von Fluor-Salzen bei Karies. H. V. Churchill konnte 1930 endgültig experimentell diese Beweise erhärten. Danach wurden viele Jahre hindurch Kontrolluntersuchungen mit regelmäßiger Darreichung kleinster Fluor-Mengen durchgeführt. Dabei zeigten sich keine der befürchteten Nebenerscheinungen. Die Karies-Häufigkeit aber nahm in so hohem Umfang ab, daß man zu den bekannten weltweiten

Maßnahmen kam. Neben der Versetzung des Trinkwassers mit Fluor-Natrium wurden Versuche mit Tabletten, Milch, Kochsalz, Brot und Mundwasser unter Fluorzusätzen durchgeführt. Die Tabletten hatten den Nachteil, daß sie oft nicht regelmäßig oder bei Arzneimittelangst überhaupt nicht genommen wurden.

Heute ist das Schrifttum über die Karies-Vorbeugung mit Fluorsalzen überhaupt nicht mehr zu übersehen. 1967 berichtete Dr. Daniel Bernstein von der Harvard Universität, USA, daß bei Männern, die fluorreiches Trinkwasser zu sich nahmen, die Häufigkeit der Erkrankung an Arterienverkalkung gegenüber den Kontrollgruppen um 40% niedriger war. Bei Frauen waren entsprechend Knochenentkalkung und Bandscheidenleiden geringer.

Bereits 1881 empfahl der englische Arzt Dr. Woakes Fluor-Salze beim Knotenkropf. 1936 und 1961 wurden Arbeiten über Erfolge solcher Anwendungen veröffentlicht.

Untersuchungen aus neuester Zeit mit radioaktivem Fluor zeigten, daß Calcium, Phosphor und Magnesium die Fluor-Wirkung steigerten. Auch diese Tatsache war Dr. Schüßler schon bekannt.

Zur Trinkwasserfluorierung wird meist das Natriumsalz verwendet, das sich leicht in Wasser löst. Schwerer löslich ist das von Dr. Schüßler verwandte Calciumsalz. Prof. Knappwost, Universität Tübingen, empfahl 1956 — 100 Jahre nach Dr. Schüßler — Tabletten mit Fluor-Calcium und wies auf die Bedeutung der Korngröße des Salzes hin.

In Tierversuchen ließ sich beweisen, daß die Fluor-Ionen die beim Menschen beobachteten Zahnschmelzflecken verursachten, andererseits die Festigkeit dieses härtesten Gewebes erhöhten. Einlagerung von Fluor-Ionen in die kristalline Schmelz-Substanz führt zu einer Vergrößerung dieser Kristalle (Fluor-Apatit), härtet den Zahn und macht ihn gegen Karies widerstangsfähiger.

Dieser eindeutige wissenschaftliche Beweis einer durch sorgfältiges Probieren am Krankenbett, meist unter Benutzung älterer Erfahrungen erhärteten Behandlungsmethode zeigt, wie müßig oft der Kampf um Theorien sein kann. Im beschriebenen Fluor-Beispiel stimmte in großen Zügen Dr. Schüßlers Annahme, daß das Fehlen eines Mineralsalzes zu Krankheit führen kann, daß sein Ersatz sie heilt. Allerdings hat die Zahnkaries viele andere Ursachen, die vor allem in Zivilisationsfaktoren der Ernährung liegen. Bei weiteren von Dr. Schüßler empfohlenen Mineralsalzen werden sicherlich völlig andere Erklärungen, wie Reizwirkung, Ergänzung der Stoffwechselfermente usw. gefunden werden.

Der Großversuch mit Fluor-Salz bestätigt zwei grundsätzliche Angaben Nr. Schüßlers. 1. Die Mittel müssen regelmäßig und langfristig eingenommen werden. 2. Bestimmte Mineralsalze miteinander kombiniert, können einander in der Wirkung verstärken.

Ungeklärt bleibt die Wirkung der Mineralsalze durch die feine Verreibung, die Potenzierung. Dadurch gelangen nur so geringe Mengen des Stoffes in den Körper, daß Dr. Schüßlers Ergänzungstheorie allein zur Erklärung ganz sicher nicht ausreicht.

Wie werden die biochemischen Mineralsalze verdünnt (potenziert)?

Dr. Schüßlers schrieb: Jedes biochemische Mittel muß so verdünnt sein, daß die Funktionen gesunder Zellen nicht gestört, vorhandene Funktionsstörungen ausgeglichen werden.

Die Wirkung kleinster Arzneimengen ist auch der Schulmedizin nichts Unerklärliches. Wissen wir doch, daß die bisher bekannten biologisch wirksamsten Stoffe in der Natur noch bis zur 15. Dezimale vorkommen, daß zum Beispiel Salze im pflanzlichen und tierischen Organismus in Verdünnungen der 4.—6. Potenz auftreten, gewisse in Spuren vorhandene, aber lebensnotwendige andere gelöste Substanzen in noch höheren Verdünnungsstufen. Erst in der 23. Dezimale ist nachweisbar die Teilbarkeit der Stoffe zu Ende. Bei Verdünnungen über D 23 kann kein Molekül mehr in dem Verdünnungsmittel enthalten sein.

Fassen wir die biochemischen Salze als Reizmittel auf, so gilt für sie auch das Arndt-Schulzsche Grundgesetz: »Kleine Reize fachen die Lebenstätigkeit an, mittelstarke fördern sie, starke hemmen sie und stärkste heben sie auf.« So fand der Greifswalder Professor Dr. Schulz, daß starke Sublimatlösung eine Kultur von Hefezellen schnell tötete, eine weniger starke nicht so schnell. Bei noch stärkerer Verdünnung des Sublimats trat nur eine Lebenshemmung der Zellen ein. Bei einem Verdünnungsgrad von 1 : 200 000 wurde keine Wirkung gesehen, aber bei 1 : 7—800 000 wachsen die Zellen unter riesiger Beschleunigung ihrer Lebenstätigkeit ins Ungemessene.

Auf Grund sehr komplizierter neuzeitlicher Untersuchungen können wir annehmen, daß die Mineralsalze durch sorgfältige Verreibung in einen besonderen physikalischen Zustand versetzt werden, der aus der chemischen Wirkung eine biologisch hochwirksame macht (Grenzflächenwirkung). Wir kennen derartige Reaktionen bei den »Katalysatoren« in der technischen Chemie.

Was heißt D 6 beziehungsweise D 12?

»In meiner Praxis wende ich durchschnittlich die 6. Dezimalverreibung an. Ferrum phosphoricum, Silicea und Fluorkalzium verabreiche ich in der 12. Verreibung.« (Dr. Schüßler).

Die 6. Dezimalverreibung ergibt sich in der Herstellung, indem zunächst ein Gramm des Stoffes mit 10 g Milchzucker (das übliche neutrale, gut lösliche Verreibungsmittel) innig stundenlang verrieben wird, so daß die bestmögliche Verteilung gewährleistet ist. Dies wäre die erste Dezimale, D 1. Von dieser wird ebenso ein Gramm mit 10 g Milchzucker verrieben zur D 2 usw., bis zur 6. Dezimale. Das ist eine Verdünnung des Mineralsalzes von 1 : 1 Million. D 12 entspricht einer Verdünnung von 1 : 1 Billion.

Vorraussetzung für die Wirksamkeit biochemischer wie homöopathischer Medikamente ist die den Vorschriften entsprechende innige Verreibung.

Wie werden biochemische Mittel eingenommen?

Der Begründer der Biochemie schreibt dazu: »In akuten Fällen nehme man stündlich oder zweistündlich, in chronischen drei- bis viermal täglich ein *erbsengroßes* Quantum von der Verreibung, entweder trocken oder in einem Teelöffel voll Wasser gelöst.«

»Die biochemischen Mittel sind einzeln zu verabreichen; Gemische sind nicht statthaft.«

Wir lassen die Tabletten langsam im Munde zergehen. Aus wissenschaftlichen Versuchen wissen wir, daß schon die Mund- und Zungenschleimhaut eine aufsaugende Eigenschaft hat. Die gelösten Mineralsalze gelangen also unter Umgehung des Magens in das Körperinnere.

Grundsätzlich falsch ist es, die biochemischen Mittel mit Wasser hinunterzuspülen.

Man nimmt sie am besten, wenn der Magen nicht gerade gefüllt ist oder wird, um auch den hinuntergeschluckten Anteil noch möglichst weit zur Aufsaugung gelangen zu lassen, also 1/2 Stunde vor oder 1 Stunde nach dem Essen. Wichtig ist, daß während der Zeit, in der man die biochemischen Präparate nimmt, nicht geraucht werden darf. Überhaupt meide man währenddessen alle scharfen Mundreize: Alkohol, Nikotin, Bonbons, Pfefferminz, Gurgelwässer usw. Bei belegter Zunge, eitrigen oder entzündlichen Mund- und Rachenerkrankungen spülen wir vor dem Einnehmen zweckmäßigerweise den Mund mit reinem Wasser, um die Aufsaugkraft der Schleimhaut zu erhöhen, Belag und Schleim zu entfernen.

Die besten Wirkungen der biochemischen Mittel sehen wir bei gleichzeitigem Fasten während eines oder mehrerer Tage.

Im allgemeinen nehmen wir als Einzeldosis eine Tablette. Es ist natürlich irrtümlich zu meinen, viel helfe viel. Zwei Tabletten haben nie die doppelte Wirkung einer einzigen. Dagegen ist die möglichst genaue und regelmäßige Einhaltung der Vorschrift über die Häufigkeit des Einnehmens von Wichtigkeit.

Die große Kunst der Biochemie ist das möglichste Auskommen mit nur einem richtig gewählten Mittel. Dies wäre ganz im Sinne Dr. Schüßlers. Sehr oft ergänzen sich zwei Mittel gut. Wir nehmen sie dann nie zusammen ein, sondern in einem angemessenen Zeitabstand voneinander abwechselnd.

Wer 4 oder mehr Mittel nehmen zu müssen glaubt, hat sicher den Gedanken der biochemischen Behandlungsweise nicht verstanden. Desgleichen sind alle angepriesenen Mittelgemische zu verwerfen, die womöglich alle 12 Schüßlermittel enthalten. Das Wesen unserer Behandlungsart ist ja gerade der genau gezielte Heilreiz.

Bei der Behandlung von Säuglingen pulverisieren wir in einem ganz sauberen silbernen Eßlöffel eine Tablette möglichst mit einem kleineren silbernen Teelöffel, streuen das Pulver dem Kind auf die Zunge, oder mischen es mit abgekochtem Wasser und geben es mit dem Löffel. Auch können wir einen abgekochten Gummilutscher in das Pulver tauchen und das Kind daran saugen lassen. Nur in Ausnahmefällen mischen wir es der Flaschenmilch bei. Kleinkindern geben wir immer das Mittel in Wasser gelöst, um das »Verschlucken« zu vermeiden.

Wäßrige Lösungen zu Umschlägen bereiten wir durch Auflösen mehrerer (5—10) Tabletten in 1/2 Liter abgekochten Wassers stets ganz frisch.

Wo liegen die Grenzen der Benutzung biochemischer Mittel?

Dieser Leitfaden ist kein medizinisches Lehrbuch. Er ist für den Hausgebrauch entworfen. Es gibt heute genügend Ärzte und eine leistungsfähige Krankenversicherung, im Gegensatz zu der Zeit Dr. Schüßlers. Jeder eigene Verdacht, wirklich krank zu sein, muß zum Arzt führen. Die Möglichkeiten, eine exakte Diagnose zu stellen, waren noch nie so groß wie in unserer Zeit. Daher wäre es unsinnig und schädigend, sich in Krankheitsfällen selbst behandeln zu wollen. Medizin ist keine Glaubensfrage, sondern angewandte Naturwissenschaft. Die erste Möglichkeit, biochemische Mittel ohne Gefahr zu benutzen, ist dann gegeben, wenn ein Krankheitsgeschehen vollständig ärztlich geklärt und die Behandlung eingeleitet ist. Dann bestünde kein Bedenken, eine Stärkung der Konstitution durch ein passendes *Mineralsalz* zusätzlich anzustreben. Das wäre keine Therapie. Diese Anwendung gehörte vielmehr in den Bereich der Mithilfe des Patienten an seiner Genesung, auf den keine ärztliche Behandlung verzichten kann. Biochemische Mittel sind immer unschädlich.

Fernerhin gibt es in dem Bezirk zwischen gesund und krank gewisse *Störungen des Wohlbefindens,* die dem Betreffenden als harmlos bekannt sind, ihn aber dennoch belästigen. Es handelt sich um jene gesundheitlichen Mißempfindungen, bei deren Auftreten niemand gleich zum Arzt gehen würde.

Schließlich bringen höhere Lebensjahre *chronische Beschwerden* mit sich, deren Herkunft und Art ärztlich geklärt sind. In vielen dieser Fälle versorgen sich die Leidenden mit freiverkäuflichen Arzneimitteln, Schmerz- oder Beruhigungstabletten, selbst. Was noch geffährlicher ist, sie benutzen angebrochene Packungen von Arzneimitteln, die sie von früheren ärztlichen Verordnungen aufgehoben hatten. Durch derart unsachgemäße Selbstbehandlung können wiederum Schäden entstehen. Diese vermeidet eine biochemische Hausapotheke. Schließlich sei an die *Krankheitsvorbeugung* erinnert. Die Mineralsalztherapie wirkt vor allem über den jeweiligen Konstitutionstyp regulierend und harmonisierend. Der Umgang mit den biochemischen Präparaten, dem dieser Leitfaden dient, ist dann ein Akt der gesundheitlichen Selbstverantwortlichkeit.

Die biochemische Behandlungsweise ist von Dr. Schüßler für die Hand des Arztes entwickelt worden. Es wäre zu wünschen, daß sich mehr Ärzte als bisher kritisch und probierend mit ihr auseinandersetzten. Erst dann werden sich ihre wahren Erfolgsmöglichkeiten erweisen.

Wie wählen wir das richtige Mittel?

Wir müssen dazu etwas umlernen. Durch die Reklame der pharmazeutischen Industrie wird der medizinische Laie leicht verführt anzunehmen, es gebe Mittel *gegen* Durchfall, *gegen* Kopfschmerzen, *gegen* Magensäure usw. So leicht ist es nicht, heilen zu wollen. Auch gibt es kein Arzneimittel, das »heilt«. Krankheit ist ein Abweichen von normaler, harmonischer Beschaffenheit und Tätigkeit. Die Kräfte zur Wiederherstellung dieser Harmonie und Ganzheit liegen im Geheimnis der Natur, im Menschen selbst. Sie zu unterstützen, anzuregen, zu *reizen,* oder wohl auch in der Lenkung zu unterstützen, ist Ziel auch der arzneilichen biochemischen Behandlungsweise.

Um mit unseren Mitteln genau zielen zu können, müssen wir zunächst die sogenannten Arzneibilder, ihre *Leitsymptome* gründlich studieren und erlernen. Es wäre falsch, von dem Stichwortverzeichnis der einzelnen Krankheiten auszugehen.

Jedes der 12 biochemischen Mineralsalze ist in seiner Wirkungsweise eine Welt für sich, die zweifellos auch heute noch keineswegs erschöpfend erkannt ist. Wenn das Mittel richtig gewählt worden ist, müssen möglichst viele der beschriebenen Hauptsymptome mit dem Erscheinungsbild beim kranken Menschen zusammenfallen.

Gleichzeitig ist die bei jeder Mittelbeschreibung hervorgehobene *Organwirkung* anzusehen.

Drittens ist auf die Beziehung des Mittels zur jeweiligen *Konstitution* des Kranken Rücksicht zu nehmen.

Besondere *Erfahrungstatsachen* in der Anwendung einiger Mittel bei gewissen Krankheitszuständen finden sich schließlich im Krankheitsregister gesondert vermerkt.

So kann es kommen, daß wir bei der gleichen Krankheit verschiedener Menschen grundsätzlich verschiedene biochemische Mittel nehmen müssen, oder im Verlauf derselben Krankheit eines Menschen je nach Krankheitsbild das Mittel mehrmals wechseln müssen. Wir können z. B. nicht einfach sagen: »Gallenblasenreizung: Also dieses Mittel«. Es müßte vielmehr so gedacht werden: Dieses Beschwerdebild (von Gallenblasenreizung, die der Arzt diagnostiziert hat) bei diesem Menschen mit diesen besonderen Anzeichen und diesem Verlauf.

Abwartenkönnen und Geduld sind notwendig. Entsprechend der Anschauung vom »gezielten Reiz« durch die biochemischen Mittel kann es gelegentlich zu einer Erstverschlimmerung kommen. Dann ist erfahrungsgemäß das Mittel richtig gewählt.

Bei chronischen Erkrankungen, auch nach deren Ausheilung, geben wir über lange Zeit in einigen Gaben täglich neben jeder anderen Behandlung die sogenannte Konstitutionsmittel weiter.

Was heißt Konstitution?

Die Eigenart eines Menschen äußert sich neben seinem äußeren Körperbau vor allem in der Art, wie er auf die Einflüsse des Lebens reagiert. Diese Eigenschaft ist fast ausschließlich angeboren. Ungünstige Lebensumstände schon während der Embryonalzeit und besonders der Kindheit können konstitutionsverschlechternd wirken. Dagegen kann auch eine schwache Konstitution durch Ausbildung ihrer Lebensqualitäten zur Erreichung der biologischen Lebensziele kommen: Gesundheit und Harmonie gegenüber jeder äußeren Bedrohung, Beruf, Besitz und Nachwuchs. Jeder trägt die Verantwortlichkeit für Erfolg und Mißerfolg, Gesundheit und Kranksein zum großen Teil selbst. Von seiner Einsicht, Disziplin und Vernunft hängt es ab, was er aus sich macht. Das Leben ist so reich an Ausgleichsmöglichkeiten, daß mit einer ungünstigen Anlage der Begriff Krankheit keinesfalls gleichzusetzen ist, wohl aber der bestimmter Anfälligkeiten für solche. So hat jeder Mensch seine angeborene Stärken, aber auch Schwächen. Jedem ist ungefähr dadurch sein Gesundheitshoroskop in die Wiege gelegt.

Schon immer hat man danach gestrebt, Menschengruppen nach anlagemäßigen Gesichtspunkten zusammenzufassen, zu ordnen, und kam so zu *Konstitutionstypen.* Es ist schwierig und gefährlich, an das Geheimnis des Lebendigen schematisierend heranzugehen; es hat sich jedoch praktisch bewährt. Ich erinnnere an die Einteilung in schlankwüchsig, athletisch und pyknisch (rundwüchsig), an die Charaktereigenarten dieser Typen, die jedem aufmerksamen Beobachter täglich begegnen und die zu berücksichtigen eine Grundlage der Menschenkenntnis sind. Es ist nicht notwendig, hier ausführlicher zu werden. Jedoch ist im Rahmen der biochemischen Behandlungsweise die Erkennung gewisser Konstitutionstypen entscheidend für die *Mittelwahl.*

Das richtig gewählte, zu einer bestimmten Konstitution passende Mittel greift regelnd, ausgleichend und fördernd gerade in den schwachen Punkten des Persönlichkeitsgefüges ein. Es ist in der Lage, mit der Zeit die angeborene organischen Minderwertigkeiten weitgehend auszugleichen. Dies nennen wir *Umstimmung.* Diese gehört zu den am meisten überzeugenden und schönsten Erfolgen biochemischer Behandlung und sollte schon in der Kindheit angestrebt werden. Hier liegen auch unsere vornehmsten Aufgaben, die allerdings die größte Sorgfalt in Beobachtung, Lernen und Anwendung erfordern. Vorbeugen ist immer noch besser als Heilen.

Die tiefgreifende Wirkung der Mineralsalze Dr. Schüßlers liegt darin, daß sie alle aus mehreren chemischen Elementen zusammengesetzt sind. Diese zerfallen in der Gewebeflüssigkeit zu ihren elektrisch aktiven Einzelbestandteilen. Jeder dieser für sich hat seinen bestimmten Wirkungskreis innerhalb des Organismus und beeinflußt andere Konstitutionseigenheiten. Wir können daher auch nicht immer erwarten, daß für jeden möglichen Menschentyp gerade eines der zwölf Mittel allein »der Schlüssel zum Schlüsselloch« ist. Oft kommt es überhaupt nur auf *ein* Element innerhalb der Verbindung an, zum Beispiel Phosphor, Schwefel, Calzium. Häufig müssen wir sich ergänzende Mittel gleichzeitig geben. In den meisten Fällen wird sich jedoch herausstellen, daß der Begründer der Biochemie seine Mittel in der günstigsten passenden Zusammensetzung fand.

Wie finden wir die richtigen Konstitutionsmittel?

Für den Anfänger ist die Wahl des oder der Konstitutionsmittel schwierig: dazu ist lange Beobachtung und Erfahrung notwendig. Wir halten uns dann an die meisten hervorstechenden Schwächen und Eigenarten und werden selten mehr als zwei Mittel geben. Wie oft erleben wir dann zu unserer Überraschung, daß nicht nur die von uns erwartete Besserung eintritt, sondern der ganze Organismus im Sinne harmonischer Umgestaltung erfaßt wird. Also: wenig tun und abwarten ist besser, als überstürzt zu viele Mittel anwenden und wechseln.

Praktisch verfährt der wenig Geübte so, daß er sorgfältig alle mit der Zeit beobachteten Konstitutionseigenarten tabellenmäßig untereinander schreibt und sie dann ebenso sorgfältig mit den Mittelbildern vergleicht.

Einige Beispiele mögen zeigen, welche Beobachtungen zur Feststellung einer *Konstitution* im Sinne unserer *Mittelwahl* führen können:

Äußeres: Gestalt, Hautfarbe, Haltung, Grad der Ermüdbarkeit bei normaler Arbeit.

Verhalten: Eigenartige Gefühle. Früher durchgemachte Erkrankungen und Beschwerden. Bestimmte Veränderungen bei Wetterwechsel, warm und kalt, Ernährungsart und Lebensumständen.

Auffallende Absonderungen: Schweiße: Gerüche, Schuppen. Besondere Wachstumseigenheiten, Haare, Nägel, Haut, Zähne. Angaben über Verdauung, Menstruation, Nierentätigkeit.

Anfälligkeit und Überempfindlichkeit: Häufung von Eigenarten bei den Blutsverwandten. Verlangen nach gewissen Nahrungsmitteln, Salz, Getränken, Absonderlichem.

Diese Beispiele mögen die Sorgfalt aufzeigen, die notwendig ist, um zu der Wahl des passenden *Konstitutionsmittels* zu kommen. Wir sollen jedoch weder Zeit noch Mühe scheuen, denn so einfach ist es nicht, wie es scheint.

B. DIE KONSTITUTIONSBILDER

Die bildliche Darstellung soll das geschriebene Wort unterstützen. Sie darf nicht dazu verführen, die örtliche Angabe einseitig zu betrachten. Die Bemerkungen sind allgemein gehalten und beziehen sich immer auf das ganze Organsystem (z. B. bei »Adernverkalkung«, »Krampfadern«, »Muskelschwäche« usw.). Immer soll das Studium der Konstitutionsbilder begleitet werden von einer gründlichen Durchsicht der jeweiligen Mittelbilder. Für Calcium sulfuricum läßt sich kein ausgiebiges Konstitutionsbild aufstellen.

1. Calcium fluoratum

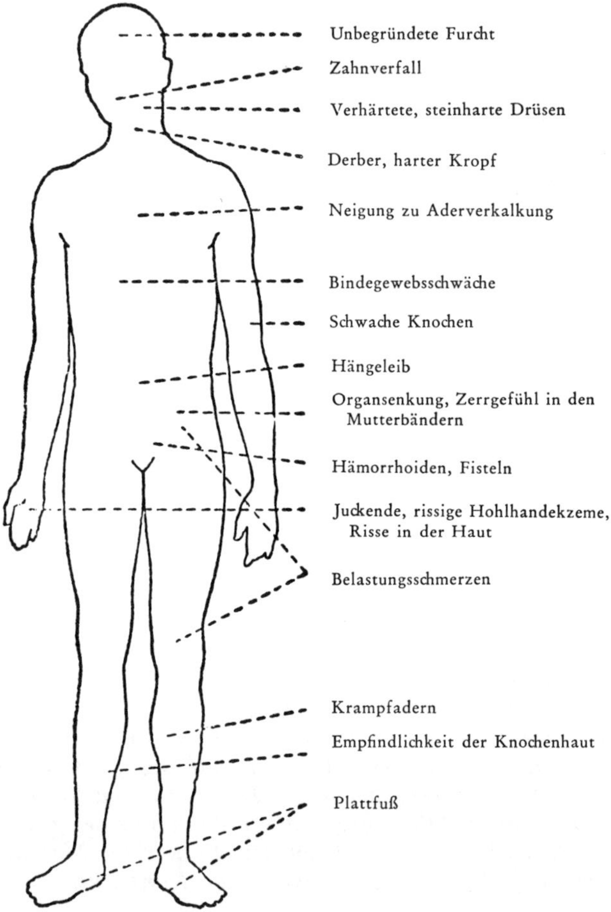

Bindegewebsschwächling

2. Calcium phosphoricum

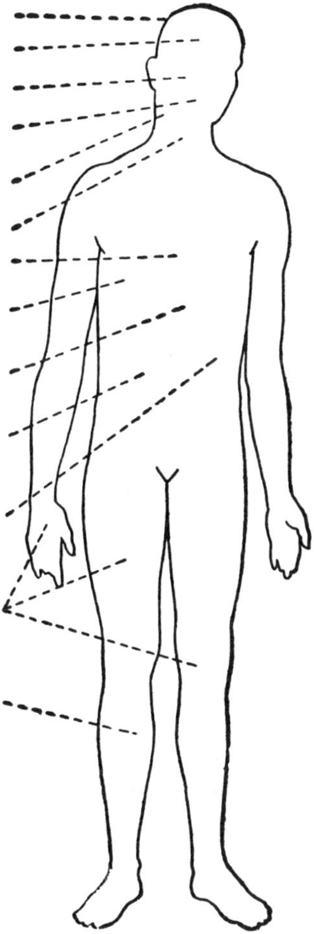

Erwachsener: Lebhafter schwächlicher, blutarmer Schmalwüchsiger

Kind: Träge, gleichgültig, schwach mit schlaffem, eingezogenem Bauch

3. Ferrum phosphoricum

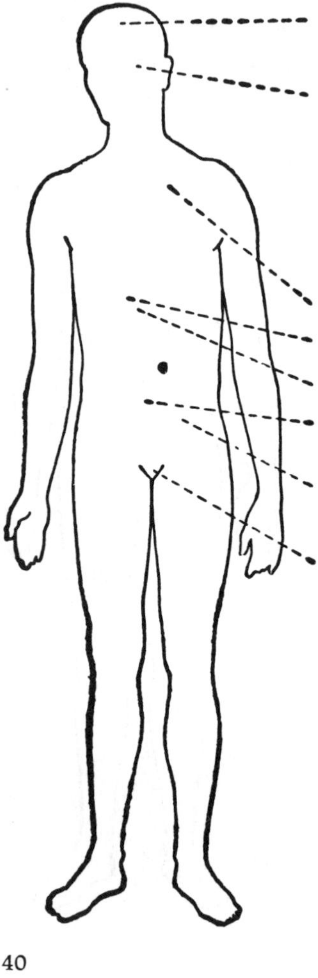

Kann sich schlecht konzentrieren, schlaflos, verträgt keine Sonne

Adern scheinen bläulich durch die Haut. Bleiche, blasse gelbliche Gesichtsfarbe, Schatten unter den Augen. Manchmal bläulich, auch blühend, Blutandrang, Wallungen, Wechsel von Frost u. Hitze. Errötet leicht. Schwindel beim Aufrichten. Zahnfleisch blaß

Durchblutungsstörungen mit rheumatischen Beschwerden

Magensäuremangel

Abneigung gegen Fleisch und Milch, Durst auf Wasser

Chronische Durchfallneigung

Störungen der weiblichen Keimdrüsen, Kongestionen, Regel verfrüht

Urin tropft ab

Zierlicher, lebhafter Magerer

4. Kalium chloratum

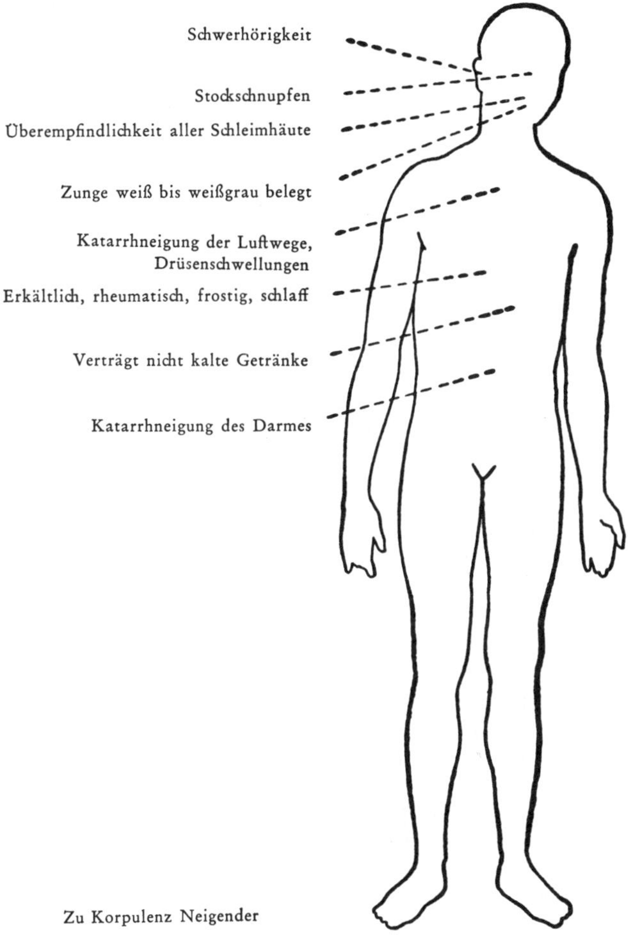

5. Kalium phosphoricum

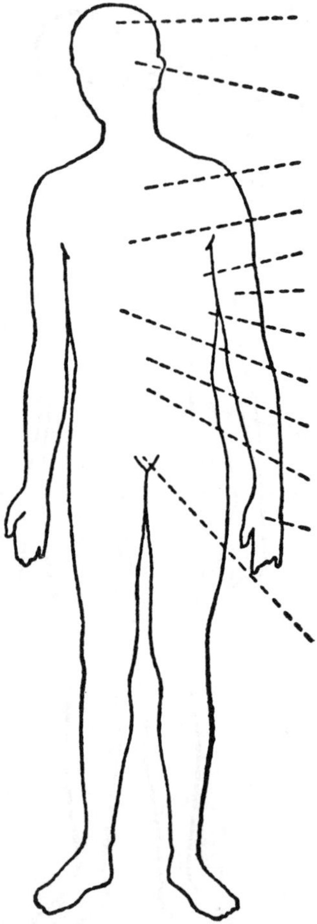

Überempfindlich, mißmutig, abgekämpft, niedergeschlagen

Schwankende Stimmung, weint leicht, Angstgefühl

Neigung zu nervösem Asthma

Schwäche am Herzen

Schwäche der Nerven

Schwäche der Muskulatur

Nervöses Hautjucken

Nervöse Magenschmerzen bei Aufregung

Blutzirkulation ist nicht in Ordnung

Kreuzschmerzen

Nervöses Kribbeln

Absonderungen stinkend

Meist schlanker Nervenschwächling

6. *Kalium sulfuricum*

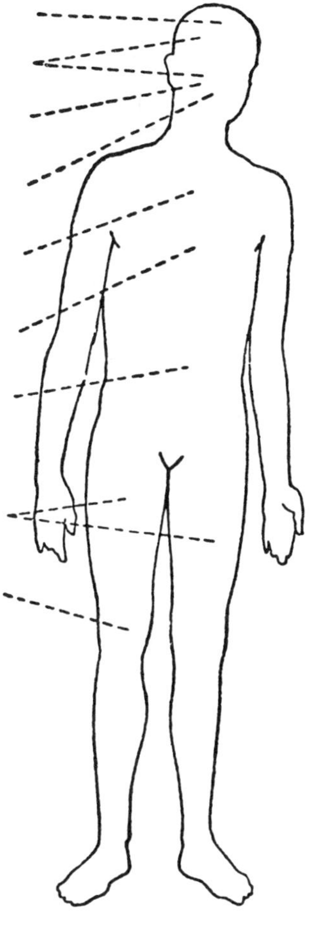

Nerven- und Gelenkgefährdeter

7. *Magnesium phosphoricum*

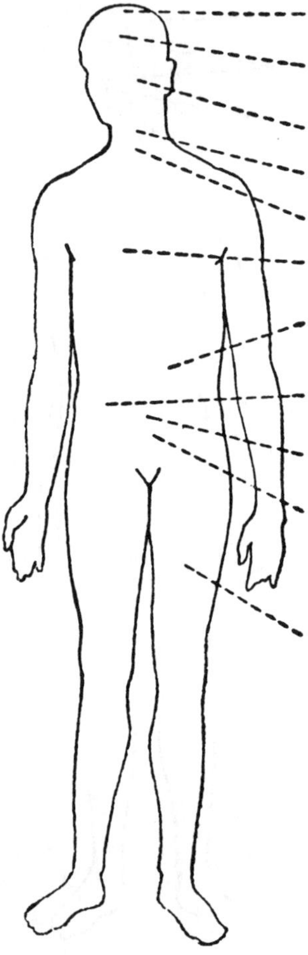

Neigung zu Migräne

Verdrießlich, leicht erregbar, unruhig, eigensinnig

Blaß, ohne blutarm zu sein

Kugelgefühl im Hals

Schluckauf

Engegefühl in der Herzgegend

Versetzte Blähungen, gebessert durch feuchte Wärme und Zusammenkrümmen

Chronische krampfige Stuhlverstopfung

Stuhl bröckelig, wie Schafkot

Beschwerden, Koliken bei der Periode, besonders zu Beginn

Neigung zu blitzartigen reißenden, bohrenden Schmerzen in Muskeln, »Nervenschmerzen«

Übernervöser, schmerzempfindlicher Magerer

8. Natrium muriaticum

Klopfender Stirnkopfschmerz, besonders morgens

Weinerlich, emfindsam, wechselnd, muß sich immer stützen

Kalte Nasenspitze

Zunge hell bis weißschleimig belegt

Blasses Gesicht, feuchte glänzende Haut, gedunsen

Verlangen nach Kochsalz

Absonderungen der Haut trocknen zu weißen Schuppen

Rücken gegen Bestreichen empfindlich. Frieren über dem Rücken

Blutarmut

Heißhunger mit schneller Sättigung

Stiche in der Leber und Milz

Kreuzschmerzen

Absonderungen hellwäßrig, hellschleimig, glasig, scharf, wundmachend

Neigt zu rheum.-gichtigen Erkrankungen

Kribbeln, Taubheit, Kälte in den Fingern, Niednägel

Gliedmaßen fühlen sich »wabbelig« an

Schwache Gelenke, Einknicken der Knöchel

Kalte Hände und Füße

Kribbeln und Taubheit der Zehen

Kalte Fußspitzen

Bleichsüchtig-blutarmer »Rheumatiker«

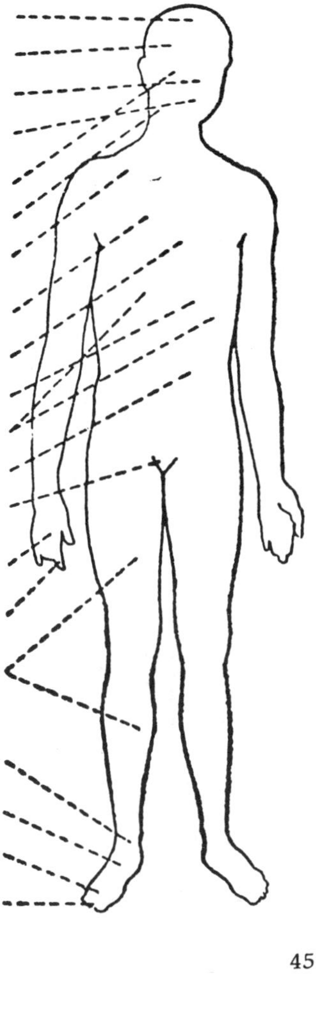

9. Natrium phosphoricum

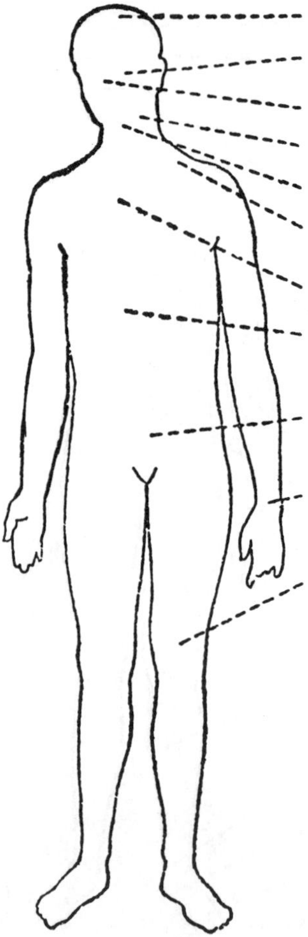

10. Natrium sulfuricum

Im Kopf duselig; gleichgültig, schwerfällig, matt und unklar

Gelblich-grüne Gesichtsfarbe, bzw. Flecken

Zungenbelag grünlich-bräunlich mit bitterem Geschmack

Allgemein: Gelbe bis gelblich-grüne Absonderungen, auch Eiter

Asthmatisch bei nebligem Wetter

Beschwerden allgemein linksseitig

Neigen zu Fettsucht, Leberleiden, Zuckerkrankheit

Blähungen, meist rechts, Kolik, Kollern im Leib

Gallige, oft durchfällige Stühle

Knacken in den Gelenken

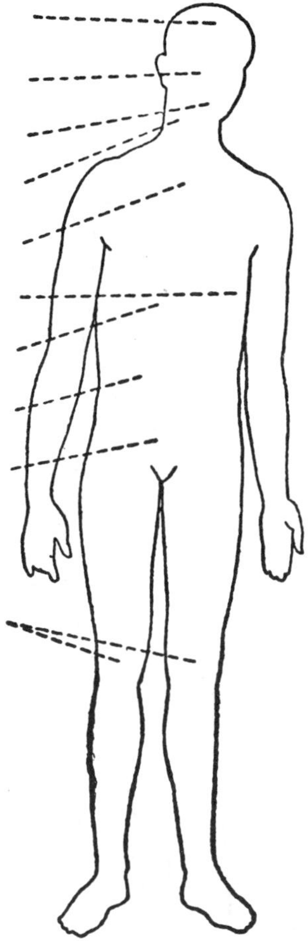

Schwacher Fettleibiger mit Leberstörungen

11. Silicea

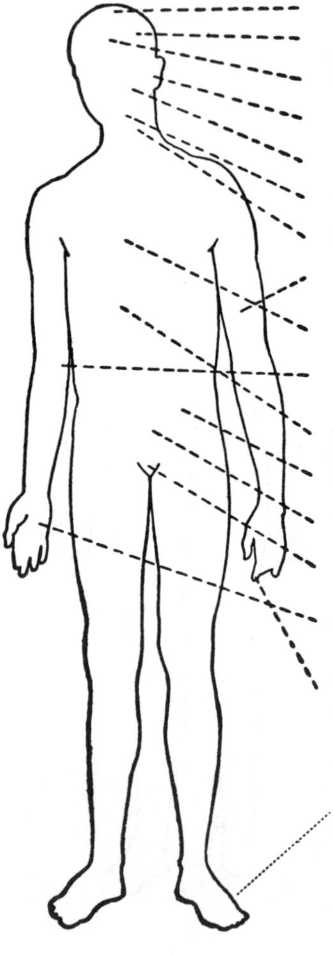

Kopfschmerz v. Nacken bis Stirn, durch Bücken und warmes Einhüllen gebessert

Übelriechender Kopfschweiß, Haarausfall

Nervenschwäche. Mangel an Lebenskraft. Schläfrigkeit nach dem Essen

Überempfindlichkeit gegen Geräusche. Weint gleich

Aschfahles, oft greisenhaftes Gesicht (auch Kinder)

Übergroße Erkältungsneigung, Kältegefühl, Frösteln

Belegtes Gefühl im Hals und auf der Zunge

Allgemein: Muskeln schlaff, Haut welk, Hautjucken im Alter. Mangelhafte Reaktion im Bindegewebe und in den Knochen

Muskel- und Sehnenrheumatismus mit Knötchen und Muskelhärten

Verdauungsschwäche; will kein Fleisch

Hautjucken

Austreibungsschwäche des Stuhls. Stuhl schlüpft wieder zurück

Am After Schrunden oder nässende Flechten. Allgemein: Alle Absonderungen scharf und übelriechend

Handschweiße

Nagelkrankheiten

Jede kleine Verletzung eitert gleich. Hände zittern

Stinkender Fußschweiß

Erwachsener: Unterernährt aussehender, graublasser Bindegewebsschwächling

Kind: Mager, skrofulös, weinerlich — nervös, zurückgeblieben

C. DIE MITTELBILDER

(Leitmerkmale — Anwendung bei Krankheiten — Anwendungsweise)

Die untereinandergesetzten nachfolgenden Hinweise, die für das einzige Mittel in seinem Wirkungsbild kennzeichnend sind, setzen sich aus Einzelbeobachtungen zusammen. Sie lassen sich daher schwer in ein Schema pressen. Erst wiederholtes und gründliches vergleichendes Studium der einzelnen Mittelbeschreibungen führt zur Sicherheit in der Wahl des richtigen Mineralsalzes.

Wollen wir die ärztliche Behandlung bei einer der angeführten Krankheiten zusätzlich unterstützen, ist es dringend anzuraten, den behandelnden Arzt deswegen vorher um seinen Rat zu fragen. Jede Form von Selbstbehandlung auf Grund des nachfolgenden Krankheitsregisters ist gefährlich.

Calcium fluoratum
(Fluorkalzium, Flußspat CaF_2)
Leitmerkmale

Calc. fluor ist ein Knochen-, Zahn- und Elastizitätsmittel.
Wirkt besonders bei langwierigen chronischen Leiden, vor allem der Knochenhaut, des Zahnschmelzes und der Gewebe mit elastischen Fasern.
Bei Gewebsverhärtungen, auch solchen der inneren Häute und Schleimhäute. Bei hartnäckigen Schmerzen durch Druck auf Nerven hervorgerufen.
Wenn solche Beschwerden durch Reiben, warme Aufschläge, Wärme überhaupt, gebessert, durch Kälte und feuchtes Wetter verschlimmert werden.
Wirkt sehr langsam, muß oft jahrelang eingenommen werden.

Anwendbar bei folgenden Krankheiten

Zahnverfall (Karies). Leichtes Abbrechen der Zahnkronen.
Zahnschmerzen loser Zähne, gegen Berühren empfindlich.
Harte Geschwülste an Zahnfleisch und Wange.
Zahnschmelz unterbrochen, fehlend, rauh.
Zähne werden locker, ohne zu schmerzen.
Befördert das Zahnen bei Säuglingen und Schulkindern (mit Calc. phos. zusammen).
Schwellungen, Erhöhungen, Auftreibungen, Auswüchse der Knochen, Knochenhautentzündung. Folgen von Blutergüssen (»blaue Flecken«) nach Verletzungen oder Quetschungen.
Rachitis der Kinder und ihre Folgen, Verkrümmungen usw., als Ergänzung der kinderärztlichen Behandlung.
Knocheneiterungen, Fisteln, besonders mit stinkender Absonderung (Osteomyelitis oder tuberkulöse Eiterungen).
Erweichungen der Knochen, Entkalkung (Osteoporose), besonders der Wirbel.
Bandscheibenschäden. Krachen, Knirschen bei Kopfdrehung.
Ziehende Schmerzen in Schultern, Armen, Fingern, Brustkorb, morgens im Hinterkopf.
Hexenschuß, Ischias, schlimmer bei beginnender, besser bei fortgesetzter Bewegung.
Kreuzschmerzen beim Bücken.

Schwacher Rücken. Haltungsschwäche.
Gelenkanschwellungen bei Aufbrauchschäden der Kniegelenke älterer Menschen mit Knirschen und Knacken beim Bewegen. (Arthrosis deformans), der Schultern und Ellenbogengelenke.
Senkfüße, Plattfüße, Fußschmerzen.
Starke Hornhautbildung mit Rissen und Schrunden in den Handflächen, überhaupt rissige Haut. Schmerzende Schleimhauteinrisse am After bei Hämorrhoiden. Blutende Hämorrhoidalknoten.
Forunkel, Karbunkel, Zellgewebeseiterungen im Abheilen, deren Umgebung noch lange sehr hart ist.
Verhärtete und vergrößerte, nicht schmerzende Lymphknoten, vor allem bei Kindern am Halse.
Harmlose Verhärtungen in der Haut, in der weiblichen Brust. (Achtung! Bei Bemerken sofort zum Arzt!) Unterstützendes Mittel bei allen Geschwülsten.
Rippenfellschwarten nach wässeriger Entzündung. Lungenerweiterung (Lungenblähung) nach Asthma.
Hängebauch durch Erschlaffen der elastischen Gewebefasern, auch nach Schwangerschaft, dadurch bedingte Verstopfung. Beugt Stauungen im erschlafften Darm vor. Bruchleiden, Senkung der Bauchein-Erschlaffung und Lageveränderungen der Gebärmutter, ihrer Bän-geweide.
der und Anhangorgane (Senkung, Knickung).
Schwangerschaftsmittel.
Erweiterung und Erschlaffung der Adern. Krampfadern. Schwellungen der Beine nach Venenentzündug. Offene Beine. Arterienverhärtung (Arteriosklerose). Arterienverkalkung. Derbe Kropfknoten. Harte vergrößerte Schilddrüse. Grauer Star.
Frühes Altern der Haut, der Brüste. Verlust der Elastizität. Runzeln, Falten.

Anwendungsweise

Calc. fluor. muß als langsam wirkendes Mittel monate- bis jahrelang äußerst regelmäßig genommen werden. Entgegen früheren Anweisungen wird D 6 empfohlen, drei- bis fünfmal täglich. Ergänzt sich gut mit Calc. phosph. und Silicea.

Calcium phosphoricum
(Phosphorsaurer Kalk, $CaHPO_4 \cdot 2H_2O$)
Leitmerkmale

Nach Dr. Schüßler: »Heilmittel anämischer Zustände und Restaurationsmittel der Gewebe nach dem Ablauf akuter Krankheiten.« Eignet sich für blasse, lutarme »skrofulöse«, Menschen mit durchscheinender, wachsähnlicher Gesichtsfarbe.
Kinder in den Entwicklungsjahren, die matt, welk und mager sind. Die Wirbelsäule ist schwach und gibt nach. Der dünne Hals kann den Kopf kaum tragen. Bei Säuglingen wollen sich die Fontanellen nicht schließen.
Die Zähne kommen zu langsam und zu spät, werden früh schlecht.
Schädelschmerz. Kopfschmerzen, stärker vom Druck des Hutes. Kopfschmerzen von Überanstrengungen in der Schule.
Verlangen nach Geräuchertem, Speck, Schinken, Salzigem.
Stühle dünn, grün, schleimig, unverdaut.
Erkältung nach jedem naßkalten Wetter.
Schmerz in Gliedern und Gelenken bei Witterungswechsel, Kälte und Luftzug, mit Kribbeln und Taubheitsgefühl verbunden. Hierbei können Ruhe und Bettwärme verschlimmern. Gliedmaßen schlafen leicht ein.
Absonderungen der Oberhaut vertrocknen zu weißgelben Krusten.
Ausschwitzungen der Schleimhäute sind eiweißartig, milchig.
Hauptsächlich Kinder-, Frauen- und Nervenmittel.

Anwendbar bei folgenden Krankheiten

Kinder:
Schlechtes Gedeihen, Schwächlichkeit, schlaffe Bauchdecken.
Englische Krankheit (Rachitis) neben Calc. fluor. (siehe dort).
Geschwollene Lymphknoten, neben Natr. phos.
Frühe Zahnschäden, neben Calc. fluor.
Krankhafte Schweißneigung. Nachtschweiße.
Verdauungsschwäche. Durchfallneigung.
Blutarmut, Blässe, Schlaffheit. Schnelle Ermüdung. Schlafstörungen nach geistiger und körperlicher Anstrengung. Schulkopfschmerz.

Frauen:
Zu schwache Periodenblutung, Ausfallen derselben bei Blutarmut. Regel zu früh und zu stark. In Verbindung damit: Eiweißartiger,

milchiger Weißfluß, auch bei jüngeren Mädchen.
Gebärmutterverlagerungen, Neigung zum Vorfall. Schwächegefühl im Unterleib, schlimmer bei Harn- und Stuhlentleerung.
Während der Schwangerschaft: Schlechtwerden der Zähne. Schwangerschaftserbrechen.
Zur Erleichterung der Geburt (mit Calc. fluor.) und zur Förderung der Milchabsonderung.

Nerven:
Nervöse Störungen bei Blutarmut oder höherem Alter. Schmerzen mit Kälte- und Taubheitsgefühl. Kribbeln (nachts und in Ruhe schlimmer). Schwindelgefühl.

Sonstiges:
Flechten und Schuppen (weißgelb).
Wucherungen im Nasenrachenraum (Polypen). Stinknase, »Skrofulose«.
Unterstützend bei Knochenbrüchen und -eiterungen.
Schwer zu stillende Blutungen.

Anwendungsweise

Ist grundsätzlich auch ein langsam wirkendes Mittel und entfaltet seine Wirksamkeit in langen Zeiträumen. Wenn richtig gewählt, dann mit Geduld abwarten. Im allgemeinen geben wir die 6. Dezimalverreibung, D 6. Nur bei Erscheinungen, die auf erhöhter Reizbarkeit beruhen, geben wir D 12. Läßt sich gut zusammen mit Calc. fluor. oder Silicea geben, unterstützt auch die Wirkung von Natr. mur.

Ferrum phosphoricum

(Phosphorsaures Eisen, $FePO_4 \cdot 4H_2O$)

Leitmerkmale

Paßt bei Entzündungen aller Art im ersten akuten Stadium (Klassische Entzündungszeichen: Hitze, Schmerz, Rötung, Schwellung, gestörte Tätigkeit.)
Unterstützendes Begleitmittel bei jeder Behandlung fieberhafter Erkrankungen, wenn voller weicher Puls, Kopfrötung und Hitzegefühl vorherrschen. Länger anhaltende Fieberzustände. Kal. phos.
Blutungen. Frische rote, leicht gerinnende.
Alle Beschwerden sind nachts schlimmer. Fieberspitze um Mitternacht.

Wechsel von Frost und Hitze.
Schmerzen durch Wärme und Bewegung verschlimmert. Kühle und Kälte in jeder Anwendung und Form lindern. Ruhe bessert.
Eisenmangel im Körper. Gesicht hat dabei blasse, bleiche, gelbliche Farbe. Dunkle bläuliche Ringe unter den Augen. Jede Erregung macht heißes Erröten des Gesichtes. Wallungen. Gesicht dunkelrot.
Nachts nervös, ruhelos, schlaflos.
Bei leicht fiebernden Kindern.

Anwendbar bei folgenden Krankheiten

Aus den Leitmerkmalen ist ersichtlich, daß Ferr. phos. *das* biochemische Hauptmittel ist für alle plötzlich auftretenden Erkrankungen, deren Kennzeichen Fieber des beschriebenen Typs und Entzündungen sind, also im Anfang fast aller akuten Erkrankungen überhaupt. Deshalb beschränkt sich die Angabe von Krankheitsformen, bei denen dieses Mittel angezeigt ist, nur auf eine Auswahl, die den weiteren Wirkungskreis umreißen soll.
Frische Wunden, auch mit Blutungen, alle Verletzungen.
Verheben, Verstauchen, Verrenken.
»Muskelkater«, Überanstrengung, mit Herzklopfen.
Quetschungen, frische Knochenbrüche.
Entzündliche Hüftschmerzen, Hexenschuß, rheumatische Beschwerden, besonders des rechten Schultergelenks. Gelenkrheumatismus, von einem Gelenk zum anderen ziehend; sehr empfindlich gegen Bewegung, besonders nachts.
Kopfschmerz, Schwindel (auch bei Kindern) mit Blutandrang zum Kopf.
Gehirnerschütterung (hier im Wechsel mit Kal phos.).
Unentbehrlich im Beginn jeder Mittelohrentzündung. Nasenbluten bei Blutarmen und Kindern.
Zahnschmerzen mit Entzündung des Zahnfleisches. Zahnfieber der Kleinkinder.
Rose (Erysipel), Masern, Scharlach, Kinderkrankheiten.
Mandelentzündung. Hals- und Rachenreizungen.
Heiserkeit von vielem Reden und Singen.
Schmerzhafter, krampfiger, trockener Husten. Bei Keuchhusten im Beginn mit Magn. phos. im Wechsel.
Akuter Magenkatarrh mit Schmerz und Erbrechen. Sommerliche Durchfälle mit Fieber und Delirien (mit Natr. sulf.).

Entzündung der Hämorrhoidalknoten und frischrote Blutungen bei Stuhlgang.
Lungenentzündung mit blutigem Auswurf.
Zusätzlich bei Nierenentzündung.
Bettnässen. Unwillkürlicher Urinabgang am Tage.
Gebärmutterblutungen. Schmerzhafte, kolikartige Regelbeschwerden.
Bei allen akuten Erkrankungen, schon ehe der Arzt kommt, und ohne daß man weiß, um welche Krankheit es sich handelt.

Anwendungsweise

Ferrum phosphoricum sollte in keiner Familie fehlen. Natürlich weiß die besorgte Mutter nie, was bei einer akuten Erkrankung ihres Kindes mit Fieber oder Entzündungen entsteht. Sie wird selbstverständlich bald den Arzt zu Rate ziehen. Aber bis dieser kommt, kann sie mit unserem Mittel schon viel geholfen haben.
In leichteren bekannten Erkrankungen, wie Erkältungen aller Art, ist verblüffend, wie sehr rechtzeitiges Eingreifen mit Ferr. phos. die Krankheitsdauer abkürzt, oder die Schwere des Bildes zum Abklingen bringt.
Ferr. phos. ist kein Mittel, das Fieber »bekämpft« oder »unterdrückt«. Durch Unterstützung der Abwehrkräfte des Körpers wird dessen Hauptkampfmittel, die Temperaturerhöhung, allmählich überflüssig, da der Sieg über den Schaden schon erreicht ist.
Im Beginn des Auftretens krankafter Erscheinungen geben wir das Mittel alle 5—10 Minuten bis zum Abfall des Fiebers, der Schmerzen und Entzündungen. Verändert das Fieber (siehe Leitmerkmale) seinen Charakter, kommt Gefahr des Nachlassens aller Kräfte in Sicht, wechseln wir auf Kal. phos. Ist der erste wilde Ansturm und das Fieber vorüber, geben wir neben Ferr. phos., in selteneren Gaben, meist Kal. chlor. oder ein anderes passendes Mittel (entscheidend: Art der Absonderung, des Zungenbelages usw.).
Wir geben Ferr. phos. grundsätzlich in der 6. Dezimale, D 6, und in Tablettenform. Nur wenn diese Einnnahmeform unmöglich ist, lösen wir die Tabletten in Wasser auf.

Kalium chloratum
(Chlorkalium, KCl)
Leitmerkmale

Hat nach Dr. Schüßler eine den Faserstoff (Fibrin) und Ausschwitzungen aufsaugende Wirkung. Betrifft also Gewebe, die Eiweißfaserstoffe auszuscheiden vermögen: Haut, Schleimhäute, seriöse Häute (Brust- und Rippenfell, Bauchfell usw.). Paßt nach Ferrum phosphoricum, wenn die akuten Erscheinungen, Fieber, Entzündung, ablaufen und die Krankheit sich festzusetzen droht. Wenn dann weiße bis weißgraue Ausschwitzungen eingetreten sind (II. Entzündungsstadium).

Reichlicher Schweiß bei Fieber bringt keine Erleichterung. Dann neben Ferr. phos. anzuwenden.

Zungenwurzel weiß bis weißgrau (nicht schleimig) belegt.

Auswurf beim Husten dick, weiß bis weißgrau, fadenziehend, zäh.

Chronische katarrhalische Schleimhautleiden der Körperhöhlen.

Lymphknotenschwellungen nach dem akuten entzündlichen Stadium.

Kuchen, Fette, Gewürze werden schlecht vertragen. Verschlimmerung bestehender Beschwerden nach deren Genuß. Verschlimmerung vorhandener Schmerzen durch Bewegung. Schmerzen nur bei Bewegung empfunden.

Wärme bessert. (Im Gegensatz zu Ferr. phos.).

Blutungen sind dick, schwarz, zäh.

Anwendbar bei folgenden Krankheiten

Scharlach, Masern, Windpocken, Ziegenpeter (Mumps).

Verbrennungen II. Grades (mit Brandblasen).

Warzen.

Impfbeschwerden. Impfausschlag.

Gelenkgeschwülste nach Quetschung, Verstauchung usw., wenn vorher Wasser oder Blut im Gelenk anzunehmen war.

Geschwollene Lymphknoten (Hals, Achseln, Leisten usw.).

Lidrand- und Bindehautentzündung der Augen mit eiweißartigen Absonderungen, später Krusten. Augen morgens zugeklebt.

Flache Hornhautgeschwüre, schleichende Formen, geringe Entzündungserscheinungen. Entzündung der Regenbogenhaut (Iritis).

Grauer Star.

Soor, Schwämmchen auf der Zunge, Wangenschleimhaut.
Angina; Mandelentzündung mit grauen Flecken. Rachenkatarrh mit weißen Ausschwitzungen.
Stockschnupfen; Husten (siehe Leitmerkmale).
Lungenentzündung im Lösungsstadium (nach Fieberabfall).
Rippenfellentzündung während des ganzen Verlaufs.
Magenkatarrh mit Erbrechen von weißgrauem Schleim.
Durchfälle mit weißgrauen Schleimteilen.
Leberschwellung und Gelbsucht (mit Natr. sulf.).
Blasenkatarrh (Urin dick, mit weißem Schleim).
Weißfluß der Frau.
Gelenkrheumatismus mit entzündlicher Schwellung und vermutlichen Ausschwitzungen im Gelenk.
Sehnenscheidenentzündungen.
Besonders bewährt bei Schleimbeutelentzündung des Knies (bei Menschen, die viel im Knien arbeiten müssen).

Anwendungsweise

Es ist zweckmäßig, im II. Entzündungsstadium (siehe oben) Ferr. phos. nicht sofort abzusetzen, sondern es in 6 Gaben täglich beizubehalten. Kal. chlor. geben wir in der 6. Dezimalverreibung, D 6. Bei akuten Zuständen stündlich, auch während schlafloser Nachtstunden. In mehr chronischen langwierigen Zuständen empfiehlt Dr. Schüßler 4 Gaben täglich. Reicht zur Aufsaugung (Resorption) von Ausschwitzungen (Exsudaten) Kal. chlor. allein nicht aus, so können zur Unterstützung Kal. sulf., Silicea, Calc. fluor. oder auch Calc. phos. (siehe Konstitutionsbilder usw.) mit herangezogen werden.

Kalium phosphoricum

(Phosphorsaures Kalium, KH_2PO_4)

Leitmerkmale

Nach Dr. Schüßler: Nerven-, Herz-, Entzündungsmittel. Hat Beziehung zum Zentralnervensystem, sowie zum vegetativen Nervensystem.
Immer wiederkehrende Störungen von »Nervenschwäche«.
Niedergeschlagene Stimmung, Gemütsdepressionen: Angst, auch ohne Grund, Traurigkeit, Weinerlichkeit. Unlust zu geistiger Tätigkeit, bei gleichzeitiger geistiger Lebhaftigkeit. Gedächtnisschwäche, Unfähigkeit, sich etwas zu merken.

Kopfschmerzen mit nervöser Überempfindlichkeit.
Sehschwäche von nervöser Erschöpfung.
Heißhunger bald nach dem Essen.
Übelriechender Atem (nicht von Mandeln oder faulen Zähnen).
Zunge gelb belegt, »wie flüssiger Mostrich«.
Durchfall bei seelischen Erregungen. Wäßrig, stinkend, schmerzlos.
Danach große Schwäche und Heißhunger.
Muskelschwäche mit Lahmheitsgefühl.
Schmerzen mit Lähmungsgefühl gepaart. Verschlimmert im Anfang der Bewegung. Bei starker Anstrengung.
Mäßige Bewegung bessert.
Nach Schmerzanfällen große Hinfälligkeit.
Alle Ausscheidungen und Absonderungen sind schmierig, jauchig, stinkend.
Besonderer Hinweis: Allgemeine Muskelschwäche und Kreuzschmerzen.

Anwendbar bei folgenden Krankheiten

Allgemeine nervöse Störungen aller Art, ohne Organbefund.
Als Unterstützung psychotherapeutischer Maßnahmen.
Nervöse Schlaflosigkeit mit Grübeln oder Angstvorstellungen neben Ferr. phos. und Magnes. phos.
Nervenstörungen nach Alkoholmißbrauch oder zu starkem Zigarettenrauchen.
Kopfschmerzen nach geistiger, nervlicher, seelischer Überanstrengung. Druck im Hinterkopf.
Ängstliche und depressive Verstimmung.
Gehirnerschütterung.
Rückenschmerzen mit Erschöpfungsgefühl.
Nervöse Herzbeschwerden. Herz scheint stillzustehen oder auszusetzen.
Herzklopfen mit ängstlichen Gefühlen. Herz schlägt »zum Halse heraus«.
Vorzügliches Unterstützungsmittel bei der Behandlung aller Herzerkrankungen organischer Art.
Bei Asthma, das durch nervöse Einwirkungen verschlimmert wird.
Nervöse Störungen im Bereich der Augen und Ohren.
Nervöses Magenleiden.
Appetitlosigkeit oder Heißhunger ohne organischen Befund.

Krampfartige Erscheinungen durch Überanstrengung: Schreibkrampf, Geigerkrampf. Wadenkrämpfe.
Krampfartige Regelbeschwerden bei blassen, empfindlichen, bleichsüchtigen Frauen.
Lähmungserkrankungen: Nach Schlaganfall; Multiple Sklerose. Blasen- und Afterschließschwäche.
Wehenschwäche in der Geburt. Auch vorbeugend.
Hautausschläge, schmierige, stinkende Geschwüre. Blasenausschlag mit schmierig-blutigem, stinkendem Inhalt.
Fieberhafte Mund- und Rachenerkrankungen. Dabei auffallender unangenehmer Mundgeruch.
Zustände mit hohem Fieber (etwa 39° im Mund gemessen). Grippe und grippeähnliche Erkrankungen.
Magen- und Zwölffingerdarmgeschwüre.
Fieberhafte Durchfälle, stinkend.
Übelriechende Winde, Völlegefühl, Blähungen.
Artrienverkalkung mit Gefahr von Schlaganfall, Hirnblutungen.
Bewährt bei rundem begrenztem Haarausfall (Alopecia areata).
Neben Calc. phos. besonders empfohlen zur Wiederherstellung und Kräftigung nach fieberhaften akuten Erkrankungen, wie Grippe.

Anwendungsweise

Wir geben grundsätzlich die 6. Dezimalverreibung. Das Mittel muß lange Zeit hindurch regelmäßig genommen werden, mindestens 6 mal täglich.

Kalium sulfuricum

(Schwefelsaures Kalium, K_2SO_4)

Leitmerkmale

Bei allen Krankheiten, die »nicht richtig herauskommen«, bei denen zum Beispiel Hautsymptome nicht erscheinen, die sonst kennzeichnend wären. Krankheit droht »nach innen zu schlagen«.
Bei Hauterscheinungen der Kinderkrankheiten.
Bei Haut- und Schleimhautentzündungen im Stadium der Abschuppung (III. Stadium der Entzündung).
Wenn im II. Stadium der Entzündung die anderen Mittel versagen.
Auch nur als aktivierende Zwischengabe eine Zeitlang. Im speziellen Sinne unserer Darlegungen verstehen wir als I. Entzündungsstadium (Ferr. phos.): Entzündung ohne Ausschwitzung. Als II. Stadium:

Ausschwitzung, dick, weiß-grau (Kal. chlor.), die zur Lösung und Aufsaugung gebracht werden soll. Als III. Stadium: Abgestorbenes Gewebe soll abgestoßen werden (Kal. sulf.). Natürlich kann diese Einteilung nicht jede Art von Entzündung umfassen. Auch wird es nicht immer zum II. und III. Stadium kommen.

Gelbschleimige oder gelbeitrige bis grünliche, milde Absonderungen. Hautfarbe gelblich bis gelblichbraun. Oft auch nur in Flecken. Ähnliche Depressionserscheinungen wie Kal. phos. (siehe dort). Desgleichen schweres, mattes Gefühl in den Gliedern. Nächtliches Herzklopfen. Traurige, ängstliche Stimmung.

Starkes Schleimrasseln auf der Brust, auch bei wenig Husten, und ohne Beeinträchtigung des Allgemeinbefindens.
Verschlimmerung in geschlossenen Räumen.
Verschlimmerung in Wärme und gegen Abend.
Besserung in freier, kühler Luft.

Anwendbar bei folgenden Krankheiten

Masern, Scharlach im Schuppungsstadium.
Hautleiden mit Abschuppung. Fischschuppenhaut (Schthyosis).
Nächtliches Hautjucken.
Schleimhautkatarrhe mit gelber oder grüner Schleim- oder Eiterabsonderung.
Eitrige Schnupfen, auch mit Kiefern- oder Stirnhöhlenbeteiligung.
Stinknase, Polypen.
Bindehautkatarrhe des Auges (Conjunctivitis).
Mittelohrkatarrh. Ausfluß dünn, gelb, stinkend.
Bronchialkatarrh, Luftröhrenentzündung mit viel Rasseln beim Husten.
Kehlkopfkatarrh.
Keuchhusten im letzten Stadium.
Magen-Darmkatarrh mit gelblichem Zungenbelag.
Gelbsucht. Leberentzündung. Gallenblasenentzündung.
Weißfluß der Frau. Farbe gelb oder grünlich. Schleimig bis wässrig.
Rheumatismus (nach Durchnässung) umherwandernd und von Wärme verschlimmert. Gicht.

Herzklopfen mit Beklemmungen, besonders abends und nachts, auch nach dem Aufwachen.
Nervenschmerzen in Zähnen, im Kiefer, Gesicht und Schädel.

Anwendungsweise

Bei chronischen Erkrankungen geben wir die 6. Dezimalverreibung dreimal täglich. Haben wir richtig gewählt, dürfen wir ruhig abwarten. Die Wirkung ist eine tiefgreifend umstimmende und den inneren Stoffwechsel aktivierende und befördernde. Wollen wir diesen Zweck bei der Zwischenschaltung von Kal. sulf. zwischen andere gut gewählte, aber die erwartete Reaktion vermissen lassende Mittel verfolgen, genügen zusätzlich 2 Gaben täglich.

Magnesium phosphoricum

(Phosphorsaures Magnesium, Mg $HPO_4 \cdot 7H_2O$)

Leitmerkmale

Beruhigt Schmerzen und krampfartige Beschwerden.
Schmerzen sind blitzartig, schließend, anfallweise, oder bohrend und krampfig. Dem Lauf der Nerven folgend. Oft periodisch jede Nacht auftretend.
Der Kranke ist verdrießlich, leicht erregbar, unruhig, eigensinnig, fast mit »hysterisch« zu bezeichnen.
Beschwerden schlimmer nachts. Schlaflosigkeit.
Verschlimmerung durch Kälte in jeder Form. Durch leise Berührung.
Beschwerden besser durch festen Druck, Zusammenkrümmen, vor allem durch Wärme.
Erweitert krampfhaft verengte Blutgefäße.
Koliken in den verschiedensten inneren Organen, mit Besserung durch Wärme. Aufstoßen erleichtert.
Kopfschmerz mit Frostempfindung. Gefühl, als sei das Gehirn locker.
Krampfhaftes Umschnürungsgefühl in der Herzgegend.

Anwendbar bei folgenden Krankheiten

Neuralgien aller Art und in allen Körpergebieten. Vor allem im Gesicht. Auch Zähne, Schädel, Brustkorb, Herz und Gliedmaßen.
Blutüberfüllung des Gehirns. Migräne, Sehstörungen.
Ischiasbeschwerden, heftig reißend. »Reißen«.
Krampfbeschwerden aller Art. Zum Beispiel Kinnbacken-, Schreib-, Geiger-, Wadenkrampf.
Krämpfe zahnender Kinder (ohne Fieber).
Krämpfe bei Keuchhusten. Nächtlicher Krampfhusten, trocken, ohne Auswurf.

»Schluckauf«. Zwerchfellkrampf. Schluchzen.
Krämpfe und Zuckungen der Gesichtsmuskulatur.
Schüttellähmung.
Krämpfe bei Kleinkindern.
Nervöses Asthma (mit Luftaufstoßen).
Herzkrampf (Angina pectoris).
Krampfschmerzen im Magen bei reiner Zunge.
Krampfschmerzen in den Därmen, besser bei Zusammenkrümmen.
Blähungskolik. Koliken bei Kindern. Aufstoßen erleichtert; Durst auf Kaltes.
Nach Dr. Schüßler Starrkrampfmittel. Tetanic.
Blasenkrampf. Scheidenkrampf. Krampfwehen.
Koliken aller Art.
Gallenkolik. Nierenkolik.
Koliken bei der Periode. (Auch an Kal. phos. denken!) Periode verfrüht. Schamteile wie schmerzhaft geschwollen.
Gehirnerschütterung mit nachbleibenden Sehstörungen.
»Skrofulöse« Augenentzüdung.
Nach Dr. Schüßler: Lungentuberkulose im Anfangsstadium.
Schuppenflechte.
Nervöses Hautjucken. Altersjucken.
Schlaflosigkeit. Schlafstörungen durch innere Unruhe.
Kugelgefühl im Hals.
Lähmungen aller Art (mit Kal. phos.).

Anwendungsweise

Bei Krämpfen und Koliken löst man 6 Tabletten in einem halben Glase heißen Wassers auf und gibt alle 2—5 Minuten davon einen kleinen Schluck zu trinken. Häufig umrühren, da Magn. phos. schwer löslich ist.
In chronischen Krankheitsfällen genügen täglich 4 Gaben.
Magn. phos. wird immer in der 6. Dezimalverreibung, D 6, genommen.

Natrium muriaticum
(Chlornatrium, Kochsalz, NaCl)
Leitmerkmale

Denken ist schwerfällig. Sehr zerstreut. Müde, matt. Gedächtnis läßt nach.
Traurig, weinerlich. Dabei Neigung zu Heftigkeit, Versuch zu trösten stößt auf Ablehnung.
Unangenehme Gedanken haften lange, hindern am Schlaf.
Neignung zu quälendem Grübeln.
Rachsüchtig. Trägt lange nach.
Bei all diesen Gemütssymptomen oft Herzklopfen und schnell wechselnde Pulsschnelligkeit. Wallungen mit Schweiß.
Gesicht wässrig gedunsen, zeitweise mager und blaß; glänzend, wie eingefettet.
Haut zeigt Neignung zu Schrunden; Lippen aufgesprungen, Nasenflügel wund. Neignung zu Niednägeln.
Ausschlag an der Stirn-Haargrenze.
Haarausfall.
In den Gelenkbeugen Flechten mit scharfer Absonderung.
Kopfschmerz, Gehirn wie zum Platzen. Jede Bewegung, auch nur der Augen, verschlimmert. Wird schwarz vor Augen. Kopfschmerz, daß man rasend werden könnte.
Die Augenmuskeln sind wie steif.
Trockenheit der Augen wie von Sand. Scharfe Tränen.
Leichtes Augentränen bei verschiedensten Beschwerden.
Zucken der Lider mit brennenden, juckenden, drückenden Schmerzen.
Bläschenausschlag (Herpes) um den Mund. Lippen geschwollen.
Übler Mundgeruch.
Bläschen auf der Zunge und Mundschleimhaut, Brennen auf der Zungenspitze. Gefühl, als ob ein Haar auf der Zunge sei. Trockenheitsgefühl auf Zunge, Mund, Schlund; räuspert aber ständig klaren Schleim aus.
Knacken und Knallen im Ohr. Gelbeitriger Ohrausfluß.
Fließschnupfen. Nagender Schmerz in den Nasenknocken. Schleim im Nasenrachenraum.
Trockner Husten mit Kitzel im Hals oder in der Herzgrube, mit Auswurf dicken, salzig schmeckenden, klaren, durchsichtigen Schleimes. Dabei berstender Kopfschmerz, Abgehen von Urin und Tränen.

Herzklopfen, den Körper erschütternd; schlimmer beim Linksliegen.
Flattern am Herzen.
Herzklopfen mit stechenden Schmerzen.
Kältegefühl in der Herzgegend, schlimmer von geistiger Anstrengung.
Nervöse Reizbarkeit. Pulsieren durch den ganzen Körper. Zittrige Schwäche mit Angst, Kurzatmigkeit und Herzklopfen. Leichtes Schwitzen. Handschweiße.
Starke Muskelschwäche. Umknicken der Fußgelenke durch Bandschwäche.
Rückgrat sehr empfindlich gegen Berührung, wie zerschlagen. Besser beim Liegen auf etwas Hartem, oder wenn man ein Kissen gegen den Rücken drückt. Liegen und Stützen bessert.
Widerwillen gegen Brot. Verlangen nach Salz und Pikantem.
Sodbrennen.
Starker Durst, besonders nach dem Essen.
Nach dem Essen Unbehagen, Völlegefühl, Magendrücken, Herzklopfen, Schläfrigkeit.
Heißhunger mit schneller Sättigung.
Stühle entweder hart, krümelig, wie Schafkot, mit nachfolgendem Brennen im After, oder chronische Durchfälle.
Überkeit und Erbrechen gallig-schleimig-blutiger Massen.
Blähungsbeschwerden.
Urin: entweder plötzliche reichliche, helle Absonderung oder spärlich mit rötlichem Bodensatz. Nachher Brennen in der Harnröhre.
Erschlaffte männliche Geschlechtsteile. Mangelnde Erektion. Geschlechtliche Schwäche, Rückenschmerz, Beinschwäche, Verstimmtheit nachher, Widerwille gegen Verkehr.
Regelblutung meist zu spät und spärlich, vorher Verschlimmerung der oben beschriebenen Gemütssymptome. An jedem Morgen herabdrängende Schmerzen im Unterleib. Frau muß sich setzen, um einen Vorfall zu verhüten.
Spannung in der Leistengegend, als ob Haut zu kurz.
Weißfluß, dünn, scharf.
Im allgemeinen sind die Absonderungen hellwässrig, hellschleimig, glasig, wie gekochtes Kartoffelmehl aussehend, oft scharf, brennend und wundmachend. Auf der Haut eingetrocknet, bilden sich weiße Schüppchen.

Zungenbelag meist hell bis weißschleimig. An den Rändern kleinblasiger Speichel. Auch reine feuchte Zunge spricht nicht gegen Natr. mur.
Beschwerden sind schlimmer morgens beim Aufstehen.
Beschwerden, besonders die Mattigkeit, schlimmer in der Sonnenhitze, trotz allgemeiner innerer Frostigkeit.
Beschwerden schlimmer durch feucht-kühles Wetter. Dagegen bessert trockene, klare warme oder auch kühlere freie Luft.
Beschwerden schlimmer durch geistige Anstrengung.
Beschwerden besser nach Schwitzen oder nach kalter Abwaschung oder auch Kaltbaden.
Periodisch auftretende Beschwerden sind ein Hinweis auf Natr. mur.

Anwendbar bei folgenden Krankheiten

Natr. mur. paßt besonders bei bleichsüchtigen, blutarmen Menschen. Hypochonder, »Neurastheniker« und Hysterische, Menschen mit schwacher Lebensenergie und -kraft, die von höchster Empfindlichkeit gegen Gemütsbewegungen sind, sprechen auf Natr. mur. an. Zum Beispiel Menschen, die nach starkem Ärger vor Muskelschwäche zittern, kalt schwitzen und lahme Arme haben.
Dem Mittel untersteht vor allem der gesamte Verdauungskanal vom Mund bis zum After.
Chronische Verstopfung.
Chronische Verdauungsstörungen, Magen und Darm betreffend.
Salzsäuremangel des Magens.
Chronischer Magenkatarrh.
Darmkatarrh mit periodisch auftretenden, besonders morgens, schmerzlosen, wässrigen, schleimigen Durchfällen. Baucheingeweide sind zu schlaff und träge. Viel Durst.
Hämorrhoiden.
Entzündung der Mundschleimhaut und des Zäpfchens. Starker Speichelfluß dabei.
Bohrende Zahnschmerzen, durch Kälte schlimmer.
Chronischer Rachenkatarrh mit viel Schleimabsonderung und Schluckbeschwerden.
Katarrh der Eustachischen Röhre (die vom Rachen zum Mittelohr zieht), dadurch Schwerhörigkeit.
Fließschnupfen, hell, wäßrig, scharf, salzig, mit Verstopfung der Nase wechselnd. Nase wund; auch chronischer mit Nasenbluten, vor

allem mit vorübergehendem Verlust des Geschmacks- und Geruchsvermögens. Niesreiz morgens.
Chronisch rote Augen.
»Skrofulöse« Augenentzündung. Lidrandentzündung, Bindehaut- und Regenbogenhautentzündung.
Scharfes Augentränen.
Schwachsichtigkeit.
Entzündung des Kehlkopfes und der Luftröhre.
Bronchialasthma.
Beschwerden bei Herzklappenfehlern.
Blasenkatarrh mit schneidenden, brennenden Schmerzen beim Wasserlassen und danach.
Nierenbeckenentzündung.
Nierenentzündung (als zusätzliches Mittel).
Jucken in der Schamgegend.
Impotenz. Nächtliche Samenergüsse.
Regelstörungen der Frau. Wegbleiben der Periode.
Chronischer Gebärmutterkatarrh, Weißfluß (als zusätzliches Mittel zu fachärztlicher Behandlung).
Wundsein der kleinen Kinder.
Unterschenkelgeschwür, offenes Bein.
Hautausschläge mit wasserheller Absonderung und solche, die stechende Schmerzen bereiten.
Blasen mit hellem, wäßrigem Inhalt.
Haarausfall mit Schuppen der Kopfhaut.
Mitesser, »Pickel«, besonders im Gesicht.
Infiziertes Ekzem, besonders auf den Beugeseiten der Gliedmaßen.
Gürtelrose.
Nesselfieber.
Verbrennungen.
Blutarmut, Bleichsucht. Dabei Appetitlosigkeit und Verstopfung. Rückenschmerzen.
Chronische Kopfschmerzen in den Entwicklungsjahren bei Schülern und Studenten (siehe auch Kal. phos.), bei Blutarmen.
Migräne, immer nach der Periode, mit Sehstörungen.
Unterleibsschwäche der Kinder (»Skrofulose«): Abmagerung, Heißhunger, großer Durst auf Wasser, Drüsenanschwellungen, mit chronischem Speichelfluß.

Fiebererscheinungen: Mit Kopfeingenommenheit und Kopfschmerz. Frost mit überfliegender Hitze. Vormittags Frost, nachmittags Hitze, nachts Schweiße. Wechselanfälle von Frost und Hitze (zum Beispiel auch chronische Malaria).
Gelenkrheumatismus und Gicht.

Anwendungsweise

Es ist lange darüber nachgedacht, geschrieben und geredet worden, warum das »gewöhnliche Kochsalz«, das wir uns doch täglich in mehreren Grammen mit der Nahrung einverleiben, in der sorgfältigen Verreibung des biochemischen Mittels eine so umfassende Wirkung auf den Organismus haben kann. Ja, daß es gerade die höheren Potenzen sind, mit denen wir Erfolge erreichen können. Ich muß gestehen, daß auch ich nicht mit einer »vernünftigen« Erklärung aufwarten kann.

Aber hier stehen wir wohl am Kernpunkt der Wirkungsweise homöopathischer und biochemischer Mittel überhaupt. Probieren wir es selbst, wie es so oft schon mit Erfolg probiert worden ist. Halten wir uns sorgfältig an die Leitmerkmale, Konstitution und Besonderheiten der Krankheitsbilder. Dann werden wir eben am Erfolg erleben, daß wir doch nicht einer Einbildung, Suggestion oder bewußten Pfuscherei zum Opfer fielen. Gewiß, manchmal im Leben mag »der Glaube selig machen«, aber »es gibt mehr Dinge zwischen Himmel und Erde«, als wir mit Tierversuch und Reagenzglas bisher »erklären« konnten.

Es ist weiter kein Zufall, daß im Mittelbild des Natr. mur. fast nur Zustände erscheinen, bei denen die neuzeitliche Medizin das Kochsalz beschränkt oder verbietet. Auch wir werden diese bewährte Methode streng anwenden und in allen Fällen, in denen wir Natr. mur. geben wollen, radikal das Kochsalz weglassen. Nachdem dies nicht auf Jahre hinaus gemeint ist, sondern vorübergehende Krankheiten betrftt, werden wir auch kein Ersatzsalz irgendwelcher Art nehmen. Wir geben Natr. mur. in der 6. Dezimalverreibung, D 6, vier- bis sechsmal täglich. Hier gilt noch mehr als sonst der Satz, »Viel hilft nicht viel. Also bei richtig gewähltem Mittel ruhig abwarten (natürlich ohne anderweitige Hilfe je zu versäumen!).

Kochsalz in großen Dosen in warmer Milch ist ein altes Volksmittel bei Lungenbluten. Übersättigte Salzlösung in heißem Wasser ist ein vorzügliches Gurgelmittel bei allen Mund-, Hals- und Rachenerkrankungen.

Natrium phosphoricum

(Phosphorsaures Natrium, $Na_2HPO_4 \cdot 12\ H_2O$)

Leitmerkmale

Überschuß an Säure allgemein.
Saures Aufstoßen. Saurer Geschmack.
Sodbrennen.
Saures Erbrechen käsiger Massen, besonders bei Kleinkindern.
Salzsäureüberschuß im Magen.
Sauer und scharf riechende Stühle. Aussehen wie gehackte Eier, gelbgrün.
Saurer Schweiß (siehe auch Silicea).
Harnsäureüberschuß im Blut und Gewebe. Gicht. Nierensteine.
Honiggelbe, rahmartige Absonderungen, Eiterungen, Ausschläge, Krusten.
Mitesser- und Pickelbildung.
Gelber Belag am hinteren Teil der Zunge.
Harn vermindert, scharf, sauer riechend, wundmachend, meist dunkel, reich an Niederschlag und Bodensatz.
Körperliche Anstrengung und Bewegung verschlimmern.
Verschlimmerung der Beschwerden durch fette, schwere Speisen.
Verschlimmerung bei kalter, feuchter Witterung.
Schmerzen dumpf, qäulend, periodisch.
Betrifft akute wie chronische Zustände, besonders bei Kindern.

Anwendbar bei folgenden Krankheiten

Augenentzündung der Säuglinge.
Milchschorf.
Schnupfen. Stockschnupfen.
Drüsenschwellungen, besonders am Hals, nicht hart.
Soor, »Schwämmchen« der Kinder.
Mandel- und Rachenkatarrh.
Magenkatarrh mit Sodbrennen und saurem Erbrechen, besonders nach Fettgenuß. Nervöse Beeinflussung des erkrankten Organs.
Magen-Darmkatarrh der Kinder mit sauerriechenden Stühlen.
Gallensteine. Gallengrieß.
Nierensteine und -grieß. (Stets im Wechsel mit Silicea.)

Nierenentzündung als zusätzliches Mittel.
Blasenkatarrh.
Bettnässen der Kinder bei Wurmleiden.
Zusätzlich bei Spulwürmern.
Akuter Gelenkrheumatismus.
Gicht, Podagra.
Zusätzlich bei Diabetes mellitus, Zuckerkrankheit.
Offene Beine. Schlecht heilende Wunden.
Brustentzündung (gleich im Anfang häufig im Wechsel mit Ferr. phos.).
Nach Dr. Schüßler: »Rose« (mit Ferr. phos. im Wechsel), Erysipel.

Anwendungsweise

Es ist zweckmäßig, bei den im Mittelbild angegebenen Krankheitsformen alle Nahrungsmittel zu meiden, die im inneren Stoffwechsel zu Säurebildung führen. Also vor allem Fleisch, Ei, Käse, Fisch, Fette aller Art, auch Rosenkohl und Preißelbeeren, dazu Kaffee, Süßigkeiten und Alkohol. Dies gilt radikal bei akuten Krankheiten, auf längere Perioden beschränkt bei chronischen.
Fast immer wenden wir Natr. phos. in der 6. Dezimalverreibung, D 6, an und verabfolgen täglich 6 Gaben.
D 3 empfiehlt sich in häufigeren Gaben bei der Verwurmung der Kinder, bei Stuhlverstopfung und Magenkatarrh nach Fettgenuß mit Blähungen und Säureerscheinungen.
Oft bewährt sich bei Sodbrennen nach dem Mittagessen, 3 bis 6 Tabletten unmittelbar nach der Mahlzeit einzunehmen.
Beabsichtigen wir, eine Umstimmung der Konstitution der »Säurenaturen« vorzunehmen, so bewährt sich die Kombination des Mittels mit Silicea, auf sehr lange Zeiträume hinaus gegeben.

Natrium sulfuricum

(Schwefelsaures Natrium, Glaubersalz, $Na_2SO_4 \cdot 10H_2O$)

Leitmerkmale

In der Wirkung verwandt dem Natr. mur., auf welches es gut folgen kann, wenn die Reaktion auf dieses Mittel nachläßt oder ausbleibt. Betrifft Menschen mit verwässerten, schwammigen Geweben (früher »Blutverwässerung«, »Hydrämie«, genannt).
Aufgeschwemmte Kranke, die ständig frostig sind. Können auch nachts im Bett nicht warm werden.

Gleichgültig, schwerfällig. Matt und duselig im Kopf.
Lebensüberdruß. Vormittags schläfrig, besonders bei geistiger Arbeit.
Ängstlich, besonders zum Beispiel bei Gewitter. Musik erregt Weinen.
Bitterer Geschmack auf der Zunge (gallig).
Zitronen- bis grünlich-gelbe Gesichtsfarbe oder derartige Flecken.
Bräunlich-grünlicher Zungenbelag.
Absonderungen sind allgemein gelb bis gelblich-grün.
Stühle wäßrig, spritzend. Starke Blähungen, besonders schlimm morgens. Mehlige Nahrung verschlimmert diese Beschwerden. Plötzlicher Durchfall mit Verstopfung wechselnd, Morgenentleerung wäßrig, grünlich. Nach dem Aufstehen Knurren und Rumpeln im rechten Oberbauch.
Galleerbrechen und Koliken.
Schmerzen in der Brust, an den letzten Rippen.
Lockerer Husten mit Schmerz in der Brust.
Durchdringender stechender Schmerz in der (linken) Hüfte; kann auf einmal nicht mehr gehen. Schlimmer bei Hinsetzen und Aufstehen. Wacht nachts davon auf und hält in keiner Lage lange aus.
Durchdringender Schmerz in den Hacken.
Knacken in den Gelenken.
Neigung zu warzenähnlichen Hautknötchen.
Beschwerden schlimmer bei feuchtem Wetter, in feuchten Wohnungen und Gegenden, an Binnenseeen, bei Nebel, bei Naßkälte.
Beschwerden schlimmer gegen Morgen.
Beschwerden oft periodisch.
Beschwerden kommen in plötzlichen heftigen Anfällen.
Beschwerden bevorzugen die linke Seite.

Anwendbar bei folgenden Krankheiten

Betrifft vorzüglich die Erkrankungen des Leber-Gallenblasensystems.
Gutes Durchfallmittel, besonders bei galligem Stuhl mit Blähungen.
Magen-Darmkatarrh, bei dem das Weiße in den Augen gelb wird; auch mit Fieber und den oben beschriebenen Durchfällen.
Gelbsucht bei entzündlichen Lebererkrankungen.
Gelbsucht bei Gallenblasenentzündung.
Gallensteinkolik und anschließende Entzündung.
Leberschwellungen mit Schmerzen, Völlegefühl im Leib, Schwere. Linksliegen verschlimmert.

Zwölffingerdarmkatarrh.
Entzündung der Bauchspeicheldrüse.
Zuckerkrankheit (Diabetes), besonders wenn diese nach Lebererkrankung auftrat.
Gicht. Harnsäure im Blut erhöht.
Rheumatismus der Finger mit Anschwellung.
»Reißen«, Ziehen in den Gliedern, Kraftlosigkeit.
Grippe und deren Nachkrankheiten (neben Kal. phos.).
Asthma bei der beschriebenen Konstitution. Wacht nachts mit Anfall auf, bei feuchter Witterung schlimmer.
Schnupfen, Stinknase. (Konstitution! Schleimfarbe!) Folgen von Durchnässung.
Bei Bettnässen empfohlen.
Nässende Unterschenkelgeschwüre (»offenes Bein«) mit entsprechender Farbe der Absonderung (und Konstitution).
Dasselbe bei Ausschlägen, Flechten, alten Wunden.
Bartflechte.
Geistige und nervliche Störungen nach Kopfverletzungen durch Unfall.
Zur wirksamen Unterstützung aller anderweitigen Kuren (zum Beispiel Entfettung usw.) bei den Menschen der Natr. sulf.-Konstitution.

Anwendungsweise

Wie sich aus dem oben Gesagten ergibt, ist die Anwendung von Natr. sulf. außerordentlich konstitutionsgebunden. Hier (wie natürlich auch bei allen anderen biochemischen Mitteln) gilt besonders die Aufforderung des Verfassers, sich gründlich mit den Konstitutions- und Mittelbildern zu befassen, ehe man darangeht, mit biochemischen Mitteln zu behandeln. Wer gleich das Krankheitsregister nachschlägt und drauflos kuriert, kann nur Mißerfolge haben.
Außerdem ist gerade bei der Natr. sulf.-Konstitution eine Verbindung von Mittelbehandlung mit Umstellung der Ernährung erfolgversprechend. Entwässerung (Einschränkung oder zeitweises Weglassen von Kochsalz) mit Verminderung der Nahrungsmenge müssen der so häufigen Fettleibigkeit abhelfen. Die Flüssigkeitsmenge am Tage muß auf das Mindestmaß beschränkt werden.
Wir verwenden im allgemeinen die 6. Dezimalverreibung, D 6. Bei hochakuten Krankheiten (Durchfälle, Leberentzündung) geben wir das Mittel stündlich, sonst genügen 6 Gaben täglich.

Silicea
(Kieselsäure, H_2SiO_3)
Leitmerkmale

Menschen, die nicht durch Nahrungsmangel, sondern durch Anlage, Konstitution untererernährt und schwächlich sind.
Kinder, die nicht gedeihen wollen.
»Gewebsschwächlinge« mit Schwäche der Abwehr allen äußeren Schäden gegenüber (z. B. Eitererregern).
Entspricht nach der Bezeichnung früherer Zeiten der nervösen, »skrofulösen«, rachitischen oder gichtischen Konstitution.
Betrifft Krankheiten, die chronisch verlaufen mit allgemeiner Verschlechterung der Abwehrlage und mit Ernährungsstörungen einhergehen.
Neigung zu Eiterbildung und Fisteln, ohne Wendung zur Selbstheilung.
Stinkender Kopf- und Fußschweiß, der wund macht. Saure Nachtschweiße. Achselschweiße.
Alle Absonderungen scharf und übelriechend.
Kranker ist nervös, reizbar. Mangel an Lebenswärme.
Ängstlich, schreckhaft, unruhig.
Gedächtnisschwäche. Jede geistige Arbeit strengt an.
Verspricht sich leicht.
Überempfindlich gegen Geräusche.
Schwindel, vom Genick in Nacken und Scheitel steigend. Besonders beim Aufwärtssehen, mit Neignung, nach vorn oder nach links zu fallen.
Kopfschmerz, im Hinterkopf beginnend, über den ganzen Kopf ziehend und über den Augen verweilend. Besser durch warmes Einhüllen. (Typisch!)
Blutandrang zum Kopf, vom Genick hochsteigend.
Blitzartige Schmerzen vom Genick zum Scheitel.
Kopfhaut empfindlich gegen den Druck des Hutes.
Ohrgeräusche. Schwerhörigkeit.
Ohr wie verstopft, öffnet sich plötzlich mit Knacken.
Augen tränen im Freien.
Nasenspitze juckt.
Trockene, harte Krusten in der Nase.
Gefühl, als ob auf dem vorderen Teil der Zunge ein Haar wäre.

Zahnfleisch empfindlich gegen Kälte.
Schlucken geht schwer. »Essen kommt in die falsche Kehle«.
Schwäche der Schlundmuskulatur.
Stechender Schmerz in den Mandeln.
Erschütternder Husten, besonders nachts, morgens beim Erwachen.
Krampfiger Husten vom Kitzel auf Kehlkopf und in oberem Brustteil.
Husten schlimmer durch kaltes Trinken und vom Sprechen.
Auswurf blutig-eitrig, reichlich, stinkend.
Widerwille gegen warme, gekochte Speisen, vor allem gegen Fleisch.
Appetitlosigkeit.
Heftiger Durst. Nach dem Trinken öfter Erbrechen.
Oberbauch ist druckschmerzhaft.
Verstopfung. Besonders bei der Regel.
Stuhl wird unter großer Anstrengung herausgepreßt, ein Teil gleitet dann wieder zurück. (Typisch!)
Durchfall bei Kindern stinkt wie verfault.
Schmerzhafte Erektionen morgens im Bett.
Milchiger Weißfluß der Frau, reichlich und scharf. (Immer Facharzt!)
Schmerz in den Lenden, die Beine hinunterschießend.
Heftiges Jucken der Fußsohlen.
Neigung zu Drüsenschwellungen und -verhärtung.
Haarausfall.
Brüchige und verkrüppelte Nägel.
Haut »unheilsam«, überempfindlich. Jede kleine Verletzung eitert gleich. Unreine Haut.
Hautjucken ohne äußere Erscheinungen.
Bläschen- und Pustelbildung.
Hautrötung, rote knollige Flecke.
Immer frostig. Kalte Hände und Füße. Fürchtet jeden kleinsten Luftzug und Kühle. Muß sich sehr warm anziehen oder einpacken. Dazwischen kurze Hitzeschauer.
Große Erkältungsneigung, kann nie ohne Hut oder gar barfuß gehen.
Große allgemeine Schwäche; Glieder zittern, schlafen ein, wenn man unbequem sitzt oder liegt; Herz hämmert nach jeder Bewegung; muß sich vor Schwäche oft hinlegen.
Silicea-Kinder sehen alt aus, graublaß bis wachsgelb, »durchschei-

nend«. Die Muskeln sind schliff. Die Haut läßt sich leicht abheben, die Falte kann lange stehenbleiben. Ärmchen und Beinchen erschrekkend dünn. Kopf groß und Bauch dick. Verschlimmerung der Beschwerden durch Kälte, Nässe, Witterungswechsel.
Verschlimmerung durch Bewegung.
Verschlimmerung gegen Abend, nachts, bei Neu- und Vollmond.
Überempfindlichkeit gegen äußere Eindrücke aller Art.
Beschwerden besser durch Wärme und warmes Einhüllen.

Anwendbar bei folgenden Krankheiten

Ein tiefgreifendes Konstitutionsmittel bei Schwäche des zusammenhängenden Systems der Haut, Nägel und Haare, der Schleimhaut, der Drüsen (Schweißabsonderung!), des Bindegewebes und des Nervensystems, sowie des inneren Stoffwechsels.
Ein Hauptmittel bei Eiterungen aller Art, akuten wie chronischen, und in Geweben jeder Art. Frühzeitig gegeben, verhütet Silicea Eiterung, indem es die Abheilung beschleunigt, später regt es sie an. Jede Eiterung muß als eine mächtige Abwehrtätigkeit des Körpers angesehen werden.
Knochenhautentzündung. Auch am Zahn mit Wangengeschwulst. »Zahn zu lang«, klopft.
Knocheneiterungen und Knochenfiseln jeder Herkunft. Knochenmarkentzündung (Osteomyelitis). »Knochenfraß«, auch der Zähne (Karies).
Hüftgelenkentzündung, Wirbelentzündung usw.
Chronische Mittelohreiterungen, auch im Knochenfortsatz hinter dem Ohrläppchen. Eiter dünn, übelriechend, blutig.
Fisteln aller Art. (Fistel heißt ein Kanal, den sich der Eiter aus der Tiefe nach außen gefressen hat und sich aus der Haut- oder Schleimhautöffnung entleert.).
Mastdarmfistel. Tränenfistel. Immer mit harten Rändern, meist leicht gerötet. Absonderung dünn, scharf; übelriechend. Drüseneiterungen, zum Beispiel der Lymphdrüsen, der Mandeln, der weiblichen Brust.
Schleimhauteiterungen, zum Beispiel in der Blase, den Luftwegen.
Steinhauerlunge (Silikose) bei Sandsteinmetzen.
Schleimaushusten bei inneren Ausbuchtungen der Bronchien, besonders bei alten Leuten, bei Müllern, mit riesiger Menge von Auswurf, besonders morgens.
Neigung zu harnsaurer Nierensteinbildung, mit Natr. phos.

Zellgewebeeiterung und -entzündung, besonders wenn nach chirurgischer Behandlung Eiter, Verhärtung und Gewebereste sich nicht recht abstoßen wollen. Dasselbe bei Furunkeln und Karbunkeln (Nacken!).
Gerstenkorn. »Hagelkorn« am Auge.
Befördert Aufsaugung alter Ergüsse (im Rippenfell, Herzbeutel, Bauchfell, Gelenk, Schleimbeutel usw.), die nicht ganz verschwinden wollen (neben Calc. phos., Calc. fluor. und Kal. chlor.).
Hornhautgeschwüre.
Eiternde Augen.
Darmentzündung. Stuhl eitrig, blutig, stinkend. Colitis.
Tiefe Unterschenkelgeschwüre mit hohen, harten Rändern. (Konstitution! Leitmerkmale!).
Magenleiden bei Menschen mit schlechten Zähnen.
Überempfindliche Haut.
Hautausschlag und Flechten jeder Art.
Stinkender Fuß- und Hautschweiß.
Nachtschweiße.
Entzündung und Eiterung der Hauttalgdrüsen.
Haarausfall mit kleinen Knötchen auf der Kopfhaut.
(Ein Trost für alle Glatzenträger: Silicea soll bei jahrelangem Gebrauch die kahle Platte verschwinden machen, wenn die Haarwurzeln noch erhalten sind. Probieren geht über Studieren!)
Erkrankungen und Verkrüppelungen der Finger- und Fußnägel.
Nagelbetteiterung.
Wildes Fleisch, schwammig, in Geschwüren.
Schwäche der Kinder und Jugendlichen, mit sauren, übelriechenden Kopfschweißen, Drüsenentzündungen und -verhärtungen. Allgemeine Neigung zu Haut- und Schleimhauteiterungen, ohne recht damit voranzukommen. Immer gleich erkältet. Schleichendes Fieber unbekannter Herkunft (Lunge röntgen lassen!), mit nächtlicher Verschlimmerung.
Rachitis, »englische Krankheit« (neben Lebertran, Vitamin D, Bestrahlung usw.), besonders im Spätstadium.
Große Muskelschwäche, Durchfälle, Kopfschweiße. Vor allem aber im Beginn der rachitischen Wirbelsäulenverbiegung mit heftigen Brustschmerzen.
Blutarmut.
Zustände von Gehirnermüdung, viel Schwindel.

Unklare Schwächeerscheinungen, Migräne mit klopfendem Schmerz, meist über dem rechten Auge, mit Übelkeit und Ohnmachtsgefühl, Verdunklung des Gesichts (»schwarz vor den Augen«); die Besserung ist verbunden mit Entleerung reichlichen hellen Urins.
Chronische Kopfschmerzen, nachts oder morgens.
Arterienverkalkung.

Anwendungsweise

Bei diesem Mittel ist das Studium der Konstitution besonders wichtig. Auch die Frage der Verreibung kann nicht schematisiert werden. Im allgemeinen empfahl Dr. Schüßler die 12. Dezimalverreibung, D 12 für die meisten chronischen Krankheitszustände. Tiefere Potenzen, D 6 zum Beispiel, können bei akuten Eiterungen diese wesentlich fördern und verstärken. Bei chronischen dagegen führen sie manchmal zu stürmischen, lebensbedrohenden Reaktionen mit erhöhter Einschmelzung von Gewebe, die unerwünscht ist. Silicea kann sich im geeigneten Fällen mit Calc. phos. und Calc. fluor. ergänzen lassen. Bei eiternden Fisteln denke man auch an Calc. sulf.
Auch die Häufigkeit der Gaben darf keinem starren Schema unterliegen. Manche Erfahrene geben bei chronischen Krankheiten nur wenige Gaben in der Woche. Als Erfahrungsgrundsatz mag gelten, Silicea nicht öfter als höchstens dreimal täglich siehe im Krankheitsregister.

Calcium sulfuricum

(Schwefelsaures Kalzium, Gips, $CaSO_4 \cdot 2H_2O$)

Leitmerkmale

Von Dr. Schüßler 1873 in seine Therapie eingeführt als: »Bindegewebemittel. Rheumatismus und Gicht in ihrem ganzen Umfange. Abszeßbildung. Flechten und Katarrhe mit dickem, weißgelbem Sekrete (Absonderung). Verhärtete Drüsen.«
Calc. sulf. wirkt auf Bindegewebeeiterungen.
»Skrofulöse« Menschen mit eitrigen, borkigen Absonderungen. Auswurf und Absonderung allgemein gelb-grünlich (siehe auch Kal. sulf.), bis blutig und dick-eitrig.
Klebrige Ausschläge (zum Beispiel bei Ekzemen) und Schorfbildung.
Dickgelbe bis grünliche Krusten in der Nase.
Eiterungsprozesse bei offener Wunde.
Husten mit lockerem Schleim im Kehlkopf.

Kind verlangt, unbedeckt und kühl zu bleiben.
Schwäche und Mattigkeit (ein Calcium-Merkmal).
Geringe neuralgische Schmerzen und Zuckungen.
Steigert die Blutgerinnung.
Regt den inneren Stoffwechsel an.

Anwendbar bei folgenden Krankheiten

Aufgebrochene Eiterungen, Abszesse, Furunkel, Karbunkel, die nicht zur Abheilung kommen wollen.
Zahlreiche verstreute Eiterbeulen auf der Haut.
Eitrige Mandelentzündung, auch Mandelabszeß.
Entzündungen der Bindehaut des Auges, besonders eitrige.
Eitrige Bronchialkatarrhe.
Chronischer Schnupfen mit Beteiligung der Kiefernhöhlen mit stinkendem, blut-eitrigem, wundmachendem Ausfluß.
Chronischer Durchfall, der sich lange hinzieht.
Eitrige Nierenbeckenentzündung.
Afterfistel.
Als Unterstützung der Behandlung bei fortgeschrittener Bronchitis alter Menschen.
Empfholen bei Schlaflosigkeit.
Periodisch sich wiederholendes Nasenbluten, Zahnfleischblutungen.
Chronischer Rheumatismus.

Anwendungsweise

Die teilweise Verwandtschaft dieses Mittelbildes mit dem der Silicea gebietet öfter, beide Salze wechselweise zu verwenden. Bei chronischen Eiterungsprozessen dann Calc. sulf. zwei- bis dreimal täglich. Bie akuten Zuständen in der 6. Dezimalverreibung. Gabenhäufigkeit etwa 6 mal täglich.

D. DIE HÄUFIGSTEN ERKRANKUNGEN ERWACHSENER UND KINDER

(Allgemeines – Mittelwahl – Unterstützende Maßnahmen)

Dieser Teil des Buches sollte für den in der biochemischen Mittelwahl Geübten eigentlich überflüssig sein. Die einzelnen Vorschläge zur Wahl eines Mineralsalzes müssen daher stets mit dem ausführlichen Mittelbildern im vorangehenden Abschnitt verglichen werden. Man richtet sich nie nach einer bestimmten Krankheit, sondern stets nach dem jeweiligen Krankheitsbild eines bestimmten Menschen. Jede schematische Anwendung eines Mittels muß zum Mißerfolg führen. Daher benutze man die folgende Zusammenstellung nur als einen erleichternden Hinweis und ziehe in ernsteren Fällen stets einen Arzt zu Rate!

ABENDLICHE VERSCHLIMMERUNG

Allgemeines

Zusätzlich an Kal. sulf. denken, bei welcher Erkrankung es auch sei, wenn die Beschwerden regelmäßig am Abend (nicht nachts!) schlimmer werden.

ABMAGERUNG

Allgemeines

Bei zunehmendem Verfall stets ärztliche Untersuchung veranlassen. Ist eine innere Erkrankung als Ursache nicht vorhanden, sind die Konstitutionsmittel zu studieren und einzusetzen. Angeborene Magerkeit, auch beim gesunden Kind, ist kein Zeichen von Schwäche, sondern oft von besonderer Zähigkeit. Nur Abmagerung mit Kräfteverfall sollte behandelt werden. In Frage kommen je nach Konstitutionsbild:

Mittelwahl

Kal. phos. D6 und Natr. sulf. D6 in zweistündlicher Gabe bei allgemeinen Stoffwechselstörungen und infolge nervöser Störungen. Hierbei auch Magn. phos. D6 im Wechsel mit Kal. phos.

Calc. phos D6 und Natr. mur. D6 je nach Konstitutionsbild stündlich bei Abmagerung stillender Mütter.

Silicea bei schlaffen „Bindegewebsschwächlingen".

Unterstützende Maßnahmen

Körperliche Bewegung in frischer Luft, Bürstenmassage, kurze warme Bäder. Die Zahl der Mahlzeiten erhöhen, aber nicht den Umfang der einzelnen Portionen.

ABSONDERUNGEN

Allgemeines

Natürliche Ausscheidungen des gesunden Körpers sind zum Beispiel Kot, Urin, Schweiß, Galle, Verdauungssäfte, Ausscheidungen der Körperdrüsen. Absonderungen, die hier gemeint sein sollen, sind Ausschwitzungen der Gewebe als Zeichen oder Folgen von Entzündungen. Hierunter gehören solche der Schleimhäute, etwa als schleimig-eitriger Nasenfluß bei Schnupfen, als Auswurf beim Husten usw., verletzter Hautteile: als Absonderung von „Wundwasser" oder Eiter, entzündeter Haut: als Ausschläge, Krusten eitriger Absonderungen. Auch krankhafte Ausschei-

dungen von Schweiß, Speichel, Stuhl, Hautfett, Schleim sollen in Betracht gezogen werden.
Unter krankhaften Absonderungen wollen wir auch solche in Körperhöhlen (zum Beispiel Gelenke, Bauch usw.) oder in das Gewebe hinein verstehen. Sind sie auf der äußeren Hautoberfläche eingetrocknet, so sprechen wir von Schorf, Borken, Krusten, Schuppen. Auch Zungen- oder Mandelbelag gehören hierher.
Die genaue Beobachtung der Absonderungen ist manchmal für die Wahl des biochemischen Mittels ausschlaggebend, immer jedoch ein wichtiger Hinweis. Folgende Zusammenstellung soll die Mittelwahl erleichtern:

Mittelwahl

Mittel	Art u. Farbe d. Absonderung	Wenn eingetrocknet	Besonderes
Kal. chlor.	weiß oder weißgrau, fadenziehend, gewölbte Bläschen	mehlartig, weißgraue, kleienartige Schuppen	zur Aufsaugung alter Höhlenergüsse
Calc. phos.	weiß, wie rohes Eiweiß, mild, nicht scharf	weißgelbe Krusten	zur Aufsaugung alter Höhlenergüsse
Natr. sulf.	gelblich-wäßrig, gelgrün, grün eitrig	gelbliche Schuppen	auch entsprechender Zungenbelag
Natr. mur.	hellwäßrig, glasig-schleimig, blasig. Scharf, salzig, ätzend, übelriechend	weiße Schuppen	
Kal. sulf.	gelbschleimig, mild	reichliche Oberhautschuppen, Grund klebt	vor allem chronische Eiterungen (z. B. Mittelohr)
Natr. phos.	honiggelb-eitrig, rahmartig	honiggelbe Krusten	zur Aufsaugung alter Höhlenergüsse

Mittel	Art. u. Farbe d. Absonderung	Wenn eingetrocknet	Besonderes
Silicea	eitrig	gelbe Eiterkrusten	
Calc. sulf.	eitrig; Blut im Eiter, gelb bis grün, dick		nach Calc. phos. mit Silic. nach Öffnung von Eiterherden, Eiterfisteln
Calc. fluor.	schnell zu festhaftender, harter Kruste eintrocknende Absonderungen		zur Auflösung u. Aufsaugung verhärteter Absonderungen
Kal. phos.	schmierig; jauchig-blutig; ätzend, scharf. Bluthaltige Absonderungen, stinkend.	schmierige Krusten oder Schuppen	besonders, wenn Fäulnis und Zersetzung vorherrschen

ABSZESS oder Eiterbeule

Allgemeines

Wir verstehen darunter die Ansammlung von Eiter in einer durch ihn selbst gebildeten Höhlung im Gewebe.

Er kann als Endzustand einer eitrigen Entzündung aufgefaßt werden. Das beste Beispiel ist die eitrige Haarbalgentzündung (der Furunkel): Rötung, Hitze, Schwellung und Schmerz um die Haarwurzel, dann Bildung einer kleinen Eiterkuppe um das Haar herum, zunehmende Einschmelzung tieferer Gewebsteile von verschiedenem Umfang mit klopfendem Schmerz, Verdünnung der darüber liegenden Haut, schließlich normalerweise Durchbruch des Eiters nach außen. Furunkel werden durch Eitererreger (Staphylokokken, Streptokokken) verursacht. Daher allergrößte Reinlichkeit beim Umgang mit Furunkelkranken! Der Kranke selbst sei sich bewußt, daß sein eigener Eiter auch ihn selbst anstecken kann und zu neuen Erkrankungen zu führen pflegt (Furunkulose). Bei langdauernder

Furunkulose und Abszeßneigung stets Urin auf Zucker untersuchen lassen. Immer ärztliche Behandlung.
Der Karbunkel entsteht durch Vereinigung zahlreicher nebeneinanderliegender kleiner Furunkel besonders im Nacken. Rechtzeitige chirurgische Beratung ist hier dringend anzuraten.
Unter sogenannten „kalten Abszessen", die meist ohne größere äußere Entzündungserscheinungen auftreten, verstehen wir tuberkulöse Eiterabsonderungen und Einschmelzungen im Gewebe, zum Beispiel an den Halsdrüsen, von Knochenentzündungen usw.
Nachdem die Eiterbildung eine der großartigsten Abwehrmaßnahmen unseres Organismus darstellt, ist sie in den meisten Fällen zu fördern. Wir kürzen dadurch den Heilungsverlauf wesentlich ab.

Mittelwahl

Ferr. phos. D6, bei den ersten Entzündungserscheinungen, die auf einen neuen Furunkel hindeuten, in sehr häufigen Gaben (alle 10 Minuten). Zweckmäßigerweise kombinieren wir Ferr. phos. mit Natr. phos., das letztere stündlich.

Silicea D6, wenn die Entzündung trotzdem ihren Fortgang nimmt, unterstützt die Eiterbildung in niedriger Verreibungsstufe (D4–D6)

Silicea D12 kann wie Ferr. phos. und Natr. phos. dagegen eine Eiterbildung noch verhüten und die Entzündung schnell zur Abheilung bringen (hierbei Konstitutionsbild beachten). Ist die Öffnung des Abszesses erfolgt, geben wir in täglich drei Gaben Sil. D12. Dasselbe Mittel eignet sich auch vorzüglich für Knocheneiterungen aller Art. Hat sich der Abszeß geöffnet und sondert noch lange Eiter ab, geben wir neben Silicea Calc. sulf. Dies ist besonders bei langdauernden Fisteln angezeigt.

Calc. fluor. D6, wenn der Abszeß sehr hart ist und sich nicht erweichen will; tiefere Potenzen von Calc. fluor. (D4–D6) bewähren sich dann oft besser als hohe. Dies gilt besonders auch bei Knocheneiterungen und Knochenfisteln, sowie zur schnelleren Aufsaugung noch lange bestehender Gewebsverhärtungen.

Kal. Phos. D6 ist angezeigt, wenn der Eiter faulig stinkt, jauchig und schmutzig wird, auch bei begleitendem Fieber. Dann alle 10 Minuten eine Gabe.

Unterstützende Maßnahmen

Zur Erweichung von Furunkeln, dagegen nie bei Drüsenanschwellungen

und sogenannten „kalten Abszessen“, Auflegen von heißen Breipackungen: Kartoffelbrei, Leinsamen, Bockshornklee, Lehm, Heilerde mehrmals täglich für etwa je zwei Stunden. Ganz im Anfang der Entzündung empfehlen sich lange, heiße Seifenbäder, desgleichen nach Öffnung des Abszesses.
Sind die entsprechenden Lymphdrüsen, zum Beispiel in der Achselhöhle oder der Leistengegend, geschwollen und schmerzhaft, zeigt sich gar ein roter Strich an den betreffenden Körperteilen, so ist unbedingt ärztliche Hilfe in Anspruch zu nehmen. Immer empfiehlt es sich, die betreffenden Gliedmaßen auf einer Schiene oder behelfsmäßig ruhigzustellen. Bei größeren Erkrankungen dieser Art ist Bettruhe anzuraten.

AFTERJUCKEN

Allgemeines

Quält besonders in der Bettwärme. Sehr oft ein Zeichen allgemeiner nervöser Überreizung, bei Frauen oft einer Störung der Keimdrüsentätigkeit. An Würmer und Hämorrhoiden muß gedacht werden. Ursachen klären lassen und entsprechend behandeln.

Mittelwahl

Calc. phos. D6 oder Kal. phos. D6 je nach Konstitution bei rein nervösen Ursachen.

Natr. mur. D6, Kal. chlor D6, Natr. phos. D6 sehr häufig abwechselnd beim Nachweis von Madenwürmern (Oxyuren) und zur Unterstützung von Wurmkuren.

Calc. fluor. D12 und Ferr. phos. D6 zweistündlich im Wechsel, wenn Hämorrhoiden die Ursache sind.

Unterstützende Maßnahmen

Nach jedem Stuhlgang und vor der Bettruhe kühle Waschungen, gut trocknen, mit milder Salbe einreiben. Abends kühles Sitzbad.

AFTERRISSE

Allgemeines

Sehr schmerzhafte, oft winzige Risse der Afterschleimhaut.

Mittelwahl

Calc. fluor. D12, dreimal täglich bei Hämorrhoiden.

Natr. mur. D6, sechsmal täglich bei hartem, knolligem Stuhl.

Silicea D12, dreimal täglich. Harter, klumpiger Stuhl, der mit größter Anstrengung ausgepreßt wird, aber teilweise wieder zurückschlüpft.

Unterstützende Maßnahmen

Zu jeder Mahlzeit eine Rohkostbeilage, Vollkornbrot, um weicheren Stuhl zu erlangen. Im Notfall vorsichtigen Seifenwassereinlauf, der lange gehalten und vorsichtig entleert werden soll. Sitzbäder, kühle Waschungen nach jedem Stuhlgang, mit Calc. fluor.- oder Silicea-Salbe einkremen.

AFTERVORFALL (Mastdarmvorfall)

Allgemeines

Bei Kindern (besonders kleinen Mädchen) kein Grund zur Beunruhigung. Töpfchen dann vorbeugend auf Stuhl oder Tisch setzen, so daß Beinchen lose herunterhängen und das Kind nicht zu sehr pressen kann. Bei erfolgtem Vorfall den After einsalben und mit zartem abwartendem Druck eindrücken. Schlüpft oft allein zurück. Dann Gesäßbacken mit Heftpflaster mehrere Stunden zusammenkleben.
Bei Erwachsenen immer ärztliche Hilfe zur Klärung erforderlich.

Mittelwahl

Calc. fluor. D6 morgens und abends zur Besserung der Elastizitätsverhältnisse.

Magn. phos. D6 bei begleitendem Schließmuskelkrampf. Dann sehr häufige Gaben.

Unterstützende Maßnahmen

Vorsichtige Gymnastik der Bauchmuskeln und Beine, kühle Sitzbäder, weicher Stuhl zur Vorbeugung.

ANGINA (siehe Halsentzündung)

ANGINA PECTORIS (siehe Herzkrampf, Herzangst)

ANGSTZUSTÄNDE

Allgemeines

Ein heute sehr verbreitetes Krankheitsbild. Besonders betroffen sind Frauen aller Altersklassen, mit einer Häufung in den Wechseljahren. Die Angstzustände sind meist verbunden mit anderen eigenartigen fehlerhaften

Tätigkeiten der inneren Organe: Kreislauf-, Magen-, Darmstörungen, Schlaflosigkeit, Herzklopfen, Schweißneigung, Gedächtnisschwäche, Unregelmäßigkeiten in der Tätigkeit der Körperdrüsen usw. Die Ursachen sind teils persönlich-seelischer Art, teils liegen sie in den Zeitverhältnissen. Fast immer sind organische Schäden nicht nachweisbar, können sich aber im Laufe der Zeit entwickeln. Sorgfältige ärztliche Untersuchung ist immer erforderlich. Die Behandlung erfordert geschulte Psychotherapeuten. Zur Unterstützung haben sich sehr bewährt:

Kal. phos. D12, sechsmal täglich bei begleitendem Erschöpfungsgefühl, Kopfschmerz, Depressionen, Schlaflosigkeit. Besonders bei Platzangst.

Magn. phos. D6, häufig, bei krampfartigen ängstlichen Herzbeschwerden.

Ferr. phos. D6, häufige Gaben, wenn Angstgefühl mit Blutandrang zum Kopf verbunden, Wallungen.

Zusätzliche Maßnahmen

In der Temperatur ansteigende oder kalte Arm- und Beinbäder, je nach Verträglichkeit. Kalte Herzkompresse, oft wechseln. Nachts Wadenwickel, oder nasse Strümpfe anziehen. Selbsterziehung mit dem Ziel allgemeiner Entspannung.

APPETITLOSIGKEIT (siehe auch Abmagerung)

Allgemeines

Oft ein Zeichen zu unruhiger Lebensweise und von allgemeiner Nervosität. Kann jedoch auch das erste Anzeichen ernsterer Erkrankungen sein, zum Beispiel Lungentuberkulose. Daher Ursache klären.

Mittelwahl

Die Konstitutionsmittel einsetzen!

Kal. phos. D6, besser auf lange Sicht D12, bei seelisch-nervöser Ursache, besonders in Verbindung mit Schwermut und mangelndem Lebenswillen. Zwei- bis dreistündlich eine Gabe.

Magn. phos. D6, bei Nervosität, die auf den Magen geschlagen ist, Brechneigung, Magenkrampf, zweistündlich.

Calc. phos. D12 oder D6, bei Blutarmut und allgemeiner Schwäche, gern mit Natr. mur. im täglichen Wechsel, je dreimal.

Calc. fluor. D6, bei Mageren mit Arterienverkalkung.

Kal. sulf. D6, bei dauerndem Völlegefühl des Magens, Verlangen nach appetitanregenden Vorspeisen.

Natr. sulf. D6, wenn Därme stark gebläht erscheinen, bei gallig-schleimigem bitterem Erbrechen. Dreimal täglich.

Natr. phos. D6, bei überschüssiger Magensäure, Sodbrennen, häufigem saurem Aufstoßen.

Zusätzliche Maßnahmen

Regelung der Arbeits- und Lebensweise. Häufige kleine Mahlzeiten. Vorher ruhen. Viel Körperbewegung in frischer Luft. Tischkultur! Das Auge ißt mit. Fröhlichkeit und Humor!

ARTERIENVERKALKUNG

Allgemeines

Sehr verbreitetes Leiden als Endzustand krankhafter Veränderungen im gesamten Schlagadergebiet. Gefährdet sind vor allem Männer in mittleren oder höheren Jahren, die im Leben immer überarbeitet waren, zu gut aßen und tranken, zu viel rauchten. Auch Zuckerkrankheit, Gicht, Fettsucht, sowie erbliche Anlage sind Ursachen.

Zeichen und Gefahren sind: Hoher, nicht anpassungsfähiger Blutdruck, erhöhte Zerreißbarkeit und Brüchigkeit der Adern mit Blutungsneigung (Schlaganfall!), Störungen des Gehörs und der Sehfunktion, Kopfschmerz, Schwindel, Verschlechterung der Gehirntätigkeit, Herzüberlastung, schließlich kleine Embolien und Absterben größerer Gewebsgebiete.

Mittelwahl

Die Grundmittel sind:

Calc. phos. D6, zur allgemeinen Kräftigung.

Calc. fluor. D12, regelmäßig, oft jahrelang genommen, verbessert die Elastizität der Aderwände.

Silicea D12, mit je einem der beiden obigen Mittel zusammen im Wechsel, verhindert das Fortschreiten der Verkalkung.

Diese drei biochemischen Hauptmittel müssen schon bei den ersten Anzeichen, oder zur Vorbeugung bei erblicher Anlage frühzeitig angesetzt und mit kürzeren Unterbrechungen jahrelang eingenommen werden.

Daneben sind zu empfehlen:

Magn. phos. Bei besonders verengten Schlagadern, bei Krampfschmerz in der Herzgegend und ängstlichem Herzklopfen.

Kal. phos. Vorherrschen der nervösen und seelischen Veränderungen, Beklemmung, Angst, drohendes Herzversagen. Grundsätzlich nur vorübergehend, selten und in mindestens D 12 geben. Gefahr weiterer Blutdruckerhöhung!

Natr. phos. Bei Kranken mit den Zeichen von Übersäuerung (Sodbrennen, saure Stühle, Nierenstein usw.).

Natr. mur. Blutarmut, wäßrig-gedunsenes Gesicht. Bei dauerndem Frieren, kalten Gliedmaßen, Verstopfung.

Unterstützende Maßnahmen

Bei Verdacht oder Feststellung des Leidens radikale Abstellung aller obenerwähnten Schäden. Kochsalzarme, möglichst völlig vegetarische Kost. Weglassen jeder Art von Fleischbrühe oder Brühsuppen. Einschränkung der Flüssigkeit, nur bei ausgesprochenem Durst etwas trinken. Dann am besten Buttermilch oder gesäuerte („dicke“) rohe Vollmilch.
Sämtliche Genußgifte sind aufzugeben. Vor allem der Tabak, aber auch Kaffee, Tee, Alkohol und sogar Kakao. Was man dann schließlich noch vom Leben hat? Eine Reihe von Jahren, ohne die sonst nicht ausbleibenden Qualen der Verkalkten und vielleicht ohne ein langes Siechtum!
Der Erkrankte gehe selbst jedem Ärger und jeder unnötigen Aufregung aus dem Wege und erziehe sich selbst zum Optimismus und einer seinem Lebensalter angepaßten weisen Heiterkeit und entspannten Gelassenheit. Die Jahre jugendlicher frischer Beweglichkeit, wie rasches Treppensteigen usw., sind vorüber; einem leichten weichen Stuhlgang, eventuell mit Einläufen, soll mehr Sorge als bisher gewidmet werden.
Gegen Schlaflosigkeit helfen Wadenwickel oder naß angezogene Strümpfe nachts, oder, bei Verträglichkeit, abends eine kühle Ganzwaschung, Unabgetrocknet Hemd überziehen und sofort ins Bett.

ASTHMA

Allgemeines

Das bekannte Bild kann entweder eine Überempfindlichkeit gegenüber irgendwelchen Stoffen in der Umgebung des Kranken (zum Beispiel Bettfedern, bestimmte Nahrungsmittel, Pflanzen, Tiere, Gebrauchsartikel usw.) zur Ursache haben, oder Ausdruck eines Herzleidens oder einer Lungenveränderung sein. Es kann schließlich auch durch tiefe unbewußte seelische Störungen auf nervöser Grundlage ausgelöst werden. Gefährlich wegen der fast nie ausbleibenden Folgen: Lungenblähung, Neigung zu

Katarrhen und Lungenentzündungen, Herzschäden. So rechtzeitig wie möglich gründliche ärztliche Behandlung, eventuell auch durch Psychotherapie, Entspannungsübungen und Atemschulung.

Mittelwahl

Kal. phos. D6, im Anfall alle fünf Minuten, wenn durch nervöse Ursachen oder Aufregung verschlimmert oder hervorgerufen. Puls schwach, droht auszusetzen. Blutigeitriger stinkender Auswurf. Im anfallfreien Zustand mit Magn. phos. zweistündlich im Wechsel.

Magn. phos. D6, wie Kal. phos. bei nervösen Zuständen, vor allem mit Begleitung krampfhafter Blähungsbeschwerden, im Anfall alle 5 Minuten, danach zweistündlich.

Kal. chlor. D6, wenn Schleim zäh, fadenziehend, weißlich, nicht löslich. Herz und Lunge wie umschnürt. Im Anfall alle 10 Minuten.

Kal. sulf. D6, bei abendlichen, auch nächtlichen Anfällen. Lautes Rasseln in der Brust. Verschlimmerung durch Aufenthalt im warmen Zimmer. Auswurf schleimiggelblich, nicht so zäh. Im Anfall alle 5 Minuten, danach mit Kal. phos. und Magn. phos. im Wechsel zweistündlich.

Calc. fluor. D6, Kehlkopf wie zusammengeschnürt. Auswurf von gelblichen Schleimklümpchen. Bei Lungenblähung. Mit Sil. zusammen allgemein zu empfehlen zur Wiederherstellung und Kräftigung des (elastischen) Lungengewebes. Täglich 1 Gabe D12, lange genommen, genügt.

Natr. fulf. D6, bei feuchtem Wetter und gegen Morgen Verschlimmerung und vermehrte Anfallbereitschaft. Rasseln in der Brust mit gelblich-grünlichem Auswurf. Zur Unterstützung von Kal. sulf. geeignet.

Natr. mur. D6, wenn Kitzel auf Kehlkopf zum Anfall reizt. Augen und Nase laufen wäßrig. Auswurf blasig, durchsichtig.

Natr. phos. D6, bei gelblichem, rahmigem Auswurf.

Siliciea D12. Wichtig als Konstitutionsmittel. Mit Calc. fluor. in seltenen Gaben zur Stärkung und Erhaltung des Lungengewebes. Besonders passend bei nächtlichen Anfällen. Frische Luft lindert.

Calc. phos. D6, bei begleitender Herzunruhe, besonders bei Blutarmen, mit Verschlimmerung bei Wetterwechsel. Auswurf milchig bis eiweißartig. Konstitutionsmittel!

Calc. sulf. D6, wenn kühle Luft Erleichtung bringt, bei trocknem, rasselndem Asthma.

Ferr. phos. D6, bei rotblauem Gesicht mit hervortretenden Adern. Alle fünf Minuten nehmen.

Zusätzliche Maßnahmen

Vorübergehende Umstellung der Kost auf Rohkost, Zwischenschaltung von Trocken- oder Dursttagen, bessert oft. Kurze Sonnenbäder. Brustwickel, kalte Nackengüsse, ansteigende Fußbäder abends setzen die Anfallbereitschaft herab. Tägliche Atemübungen mit Bevorzugung der Ausatmung gegen drohende Lungenblähungen. Im Anfall erleichtert eine kalte Herzkompresse, oder in der Temperatur ansteigende Hand- bzw. Unterarmbäder. Bei starker Verschleimung: Sehr heiße, feuchte Brust- und Rückenaufschläge. Liebevolles beruhigendes Zureden hilft oft über Anfälle mit begleitender Angst hinweg. Häufiger Umgebungswechsel, wenn möglich.

AUFSTOSSEN

Mittelwahl

Natr. phos. D6, saures Aufstoßen besonders nach Fett.

Natr. sulf. D6, bitterer Geschmack, auch nach Fett.

Magn. phos. D6, lautes Luftaufstoßen ohne Erleichterung danach. Bei quälenden Blähungen.

Natr. mur. D6, Wasser schießt im Munde zusammen bei Aufstoßen.

Ferr. phos. D6, wenn gerade gegessene Speise hochgebracht wird.

Calc. phos. D6, saures Aufstoßen. Brennen in Speiseröhre und Magen bleibt danach zurück.

Silicea D12 als Konstitutionsmittel und bei sehr lautem, knallendem Aufstoßen.

Alle Mittel werden etwa sechsmal täglich genommen.

AUGENLEIDEN

Allgemeines

Alle neu auftretenden Augenerkrankungen müssen dem Facharzt vorgestellt werden. Ist die Diagnose jedoch gestellt und die Behandlung eingeleitet, können biochemische Mittel diese wesentlich unterstützen, besonders die Konstitutionsmittel.

A. Lidrandentzündung

Dabei ist der Rand der Augenlider gerötet, mit Schuppen, Krusten, Borken bedeckt und juckt oft. Die Konstitution beachten.

Mittelwahl

Kal. chlor. D6, bei schwer zu entfernenden weißen Schuppen, wenn konstitutionell passend, Silicea dazu im Wechsel. Morgens nüchtern. Silicea, dreimal tagsüber Kal. chlor., zur Nacht Silicea.

Silicea D12, bei gelben Eiterkrusten. Dreimal täglich.

Natr. phos. D6, wenn Lider morgens verklebt sind, die Wimpern ausfallen. Fünfmal täglich.

Ferr. phos. D6, bei hitziger Entzündung und Rötung.

Zusätzliche Maßnahmen

Aufweichen der Krusten mit Fenchel- oder Kamillentee, lauwarm.

B. Gerstenkorn

Allgemeines

Neigt zur Selbstansteckung und Wiederholung. Größte Reinlichkeit erforderlich. Nie eine Schutzklappe tragen, da sonst Eiter weiterverschmiert wird. Meist sehr gute Heilungsneigung. (Siehe auch „Abszeß".)

Mittelwahl

Ferr. phos. D6 in häufigen Gaben verhindert oft die Ausbreitung.

Silicea D12 mit Calc. fluor. D6, zweistündlich im Wechsel, zur Ausreifung.

Zusätzliche Maßnahmen

Feuchtwarme Aufschläge mit Fencheltee.

C. Hagelkorn

Allgemeines

Meist an der Hinterfläche des Lides. Wenn es sich nicht von allein bald entleert, den Arzt aufsuchen.
Behandlung wie Gerstenkorn.

D. Bluterguß in die Bindehaut

Mittelwahl

Ferr. phos. D6, viertelstündlich, solange noch frisch. Später Kal. chlor. D6 zweistündlich.

E. Bindehautentzündung

Allgemeines

Das Weiße im Auge durch zahlreiche kleine Äderchen gerötet, oft Schleimabsonderung oder Eiter, wodurch Augen morgens verklebt sind.

Fremdkörpergefühl im Auge sehr lästig. Tränen, Brennen, Lichtempfindlichkeit. Oft erstes Anzeichen schwererer Augenleiden. Bei verdächtigen Erscheinungen zum Facharzt.

Mittelwahl

Ferr. phos. D6, viertelstündlich im heißen ersten Stadium. Später damit im Wechsel:

Kal. chlor. D6, wenn Rötung nicht weichen will, Fremdkörpergefühl, Absonderung dicken weißen Schleimes.

Kal. sulf. D6, bei gelbem Eiter, der morgens beim Öffnen des zugeklebten Auges herausquillt. Stündlich.

Natr. mur. D6, bei wäßriger, reichlicher Tränenabsonderung, hellem dünnem Schleim, bei Lichtscheu.

Natr. phos. D6, bei rahmartigem, gelbem, dickem Eiter. Eventuell mit Silicea kombinieren. „Skrofulose".

Natr. sulf. D6, bei Jucken der Lidränder, Fremdkörpergefühl und grünlich-gelblichem Eiter. „Skrofulose".

Magn. phos. D6, bei krampfhaftem Schmerz und Lidschluß.

Silicea S12, in dreimaliger Gabe bei langdauernder dickgelblicher Eiterung.

Zusätzliche Maßnahmen

Fernhalten aller neuen Schäden (Sand, Wasser, Staub usw.), Schutzbrille. Gleichzeitige Katarrhe des Nasen-Rachenraumes mitbehandeln. Häufig gewechselte Aufschläge mit einer lauwarmen wäßrigen Lösung, anfänglich von 6 Tabletten Ferr. phos. D6, später Silicea D12. Nicht mit Taschentuch im Auge reiben. Sehr sauber Hände waschen.

F. Grauer Star

Allgemeines

Ein Versuch mit dem entsprechenden Konstitutionsmittel sollte immer gemacht werden. Bewährt hat sich:

Calc. fluor. D12, Silicea D12 und Kal. phos. D6 in täglich je 2–3 Gaben.

Die Behandlung ist die Staroperation zur rechten Zeit, wobei die biochemischen Mittel zur Nachbehandlung eingesetzt werden können.

G. Hornhautentzündung

Allgemeines

Folgenschwere Augenkrankheit, die stets sofortige fachärztliche Behandlung erfordert. Auch hier ist das Weiße im Auge rot, Sehstörungen durch Trübung und üble Geschwüre können sich bilden. Folgende Mittel können die ärztliche Behandlung wirksam unterstützen:

Mittelwahl

Kal. phos. D6, besonders bei ausgeprägter Lichtscheu. Alle zwei Stunden.

Kal. chlor. D6, bei flachen Geschwüren und weißgrauer Absonderung.

Natr. phos. D6 mit Magn. phos. D6 in stündlichem Wechsel, bei gelber, rahmiger Absonderung oder innerem Erguß. „Skrofulose“.

Calc. sulf. D6, fünfmal täglich, bei Hornhautgeschwüren mit Eiterungen.

Natr. mur. D6 bei vorherrschendem Tränenfluß.

Silicea D12, dreimal, bei älteren, tiefen Geschwüren.

Calc. fluor. D12, lange Zeit (Jahre!) zweimal täglich gegeben, verspricht Erfolg zur Aufhellung alter (narbiger) Hornhautflecke.

Zusätzliche Maßnahmen

Dunkle Schutzbrille! Salzlose, beziehungsweise vegetarische Kost mit Einschaltung von Rohkosttagen. Fenchel- oder Kamillendampfbäder mit ärztlichem Einverständnis.

H. Regenbogenhautentzündung

Folgende biochemische Mittel können die ärztliche Behandlung wirksam unterstützen:

Mittelwahl

Kal. chlor. D6, und Natr. mur. D6, von Dr. Schüßler sehr empfohlen. In tageweisem Wechsel von je 5 Gaben.

Ferr. phos. D6, im Wechsel mit Natr. phos. D6, bei rheumatischer Grundlage. Später Silicea D12 dazu.

Zusätzliche Maßnahmen

Im Einverständnis mit dem Arzt können warme Kompressen die oft unerträglichen Schmerzen lindern. Nie die verordnete Einträufelung von Atropintropfen unterlassen, da sonst Verklebung und Erblindungsgefahr. Die Regenbogenhautentzündung ist fast immer ein Zeichen einer Allgemeinerkrankung des Körpers, eine allgemeine Behandlung daher immer angezeigt. Zum Beispiel ableitende Bein- und Armbäder, Wadenwickel, Schwitzpackungen, Umstellung der Ernährung auf zeitweise reine Rohkost, Stuhlregelung, Hautpflege durch Bürstungen und Waschungen.

I. Schmerzen in den Augen
Begleitzeichen anderer Allgemeinerkrankungen.

Mittelwahl

Ferr. phos. D6, bei starkem Blutandrang zum Kopf, viertelstündlich.

Kal. phos. D6, wenn allgemeine nervöse Ursachen, und bei Stirnhöhlenkatarrh mit Silicea D12,

Magn. phos. D6, bei krampfartigen nervösen Augenschmerzen mit Jucken der Lidränder. Stündlich. Wenn diese beiden letzten Mittel versagen:

Calc. phos. D6, fünfmal täglich.

Natr. phos. D6, bei rheumatischer Grundlage.

Natr. mur. D6, bei gleichzeitigem Tränenfluß und Neigung zur periodischem Erscheinen.

Hier muß ganz besonderes Interesse an der Klärung der Grundlage der Beschwerden walten. Augenbeschwerden sollten uns immer ernste Mahner bleiben.

K. Zunehmende Sehschwäche
Facharzt aufsuchen!

Mittelwahl

Kal. phos. D12, bei allgemeiner Nervenschwäche.

Natr. mur. D6, bei entsprechender konstitutioneller Schwäche. Augenschmerz und -tränen beim Lesen und Nähen. Buchstaben oder Nähstiche laufen zusammen. Fünfmal täglich.

Silicea D12, wenn Augen nach geringster Anstrengung schon versagen. Langdauernd zweimal täglich.

Zusätzliche Maßnahmen

Augen mehrmals täglich in frischem kaltem Wasser baden.

L. Dauernder Tränenfluß
Hauptmittel Natr. mur. D6, fünfmal täglich.

AUSSCHLAG

Allgemeines

Hautausschläge sind immer nur Einzelzeichen allgemeiner Erkrankungen. Diese sind in Ursache und Art zu behandeln. An der alten Volksweisheit, die Ausschläge nicht zu unterdrücken, „hineinzutreiben“, ist viel Wahres. Die biochemische Behandlung in ihrer Ganzheitsbetrachtung wird stets bestrebt sein, den Behandlungsplan am Kern angreifen zu lassen, Ursache und Konstitution in den Vordergrund zu stellen. Äußerlich sichtbare einzelne Merkmale von Hautausschlägen können uns jedoch in der Wahl des Grundmittels beeinflussen oder uns auf ein kennzeichnendes zusätzliches Nebenmittel lenken. Im folgenden sind einige derartige Beispiele zusammengestellt.

A. Feuchte Ausschläge

Betrifft Inhalt von Bläschen oder Absonderungen.

Mittelwahl

Kal. chlor. Wäßrig mit Gerinnseln. Faserstoffhaltig.

Calc. phos. Wie Hühnereiweiß.

Natr. mur. Wäßrig, klar. Scharf, ätzend.

Natr. sulf. Gelbgrün bis grünlich; gelb-wäßrig, gelegentlich ätzend.

Natr. phos. Rahmig; honiggelb oder schleimiggelb.

Silicea, Eitrig.

Calc. sulf. Eitrige Absonderungen. Nach Sil. und Natr. phos.

Kal. phos. Jauchig, faulig stinkend. Schmutzig, blutig oder wäßrigblutig.

B. Trockene Ausschläge

Mittelwahl

Kal. chlor. Mehlartige, kleienartige, weißgraue Schuppen.

Calc. phos. Weiße bis weißgelbe Krusten.

Natr. mur. Weiße Schuppen und Krusten.

Natr. sulf. Gelbe bis gelblichgrüne Krusten und Borken.

Natr. phos. Honiggelbe Krusten.

Silicea und Natr. phos. Gelbeitrige Krusten.

Kal. phos. Stinkend, schmierend.

Kal. sulf. Hautabschuppung auf klebrigem Grund. Kopfgrind der Kinder. Unter den Krusten dann gelber Eiter. Abschuppung nach Scharlach.

Calc. fluor. Risse, Schrunden, Borken der Handfläche. Haut rauh und trocken bei Frost. Bei Zimmerwärme juckend.

AUSWURF

Allgemeines

Auch die Farbe, Beschaffenheit und Eigenschaft des Auswurfes bei Husten ist für die Mittelwahl ein wichtiger Hinweis. Daher seien im folgenden die einzelnen Mittel daraufhin zusammengestellt:

Mittelwahl

Kal. chlor. Weiß bis weißgrau. Schleim zäh und fadenziehend. Löst sich schwer.

Natr. mur. Wäßrig, blasig, sehr hell, auch schleimig, seimig, bei großblasigem Rasseln in der Brust.

Kal. sulf. Schleimig-eitrig. Gelblich. Locker, reichlich. Rasseln in der Luftröhre.

Natr. sulf. Wäßriggelblich.

Calc. sulf. Eitrig-gelb bis gelblich-grünlich. Auch dickeitrig mit feinen Blutbeimengungen.

Natr. phos. Goldgelb oder hellgelb-rahmartig. Eitrig bis eitrig-blutig.

Silicea. Eitrig.

Kal. phos. Stinkend, schmierig.

Calc. fluor. Gelblich-weiße Klümpchen.

Calc. phos. Wie Hühnereiweiß.

BARTFLECHTE

Allgemeines

Hierbei sei auf „Absonderungen" und „Ausschläge" hingewiesen, da deren Art und Erscheinungsweise die Mittelwahl entscheiden.

Mittelwahl

Die Hauptmittel sind Kal. phos. D6, zweistündlich.

Kal. chlor. D6, besonders wenn die Halsdrüsen angeschwollen sind, zweistündlich.

Kal. sulf. D6, zusätzlich, zweistündlich wenn Abschuppungen auftreten.

Calc. sulf. D6, stündlich bei ausgesprochener eitriger Bartflechte.

Ferr. phos. D12, stündlich, wenn Gesicht mit roten Pusteln besät ist, die nicht weichen wollen.

Natr. mur. D6 bei wäßriger Absonderung.

Unterstützende Maßnahmen

Alle Hauterkrankungen sind Allgemeinerkrankungen und müssen in der Behandlung als solche aufgefaßt werden. Daher auch hier Umstellung der Ernährung auf rein pflanzliche, möglichst rohe Kost. Kochsalz völlig vermeiden, alle natürlichen Ausscheidungen (Stuhl, Urin, Schweiß) sind zu fördern. Alkohol und Nikotin, bei stark entzündlichen Erscheinungen auch Bohnenkaffee meiden. Ableitende Beinbäder, milde Sonnenbestrahlung und viel Frischluft sind zu empfehlen. Im Gesicht selbst sollen Seife, Wasser und Rasieren vermieden werden. Dagegen können Kamillendampfbäder angewendet werden.

BASEDOWSCHE ERKRANKUNG

Allgemeines

Störung der stoffwechselregelnden Schilddrüsentätigkeit, die in ärztliche Behandlung gehört. Schneller Pulsschlag, weicher Kropf, geweitete Augen, Zittern, zahlreiche nervöse, an innere Angst erinnernde Zeichen. Befällt vorwiegend Frauen. Operation oft von besten Dauererfolgen.

Mittelwahl

Vor allem:

Kal. phos. D12, zweistündlich über lange Zeiträume.

Calc. phos. D6, bei Blutarmen, die Heißhunger nach Geräuchertem oder Absonderlichem erkennen lassen, mit blassem Zahnfleisch und blasser Gesichtsfarbe.

Natr. mur. D6, ebenfalls bei Blutarmut, Regelstörungen und entsprechender Konstitution.

Ferr. phos. D6, bei fliegender Hitze, Blut will zum Kopf heraus, Herz zum Halse heraus schlagend, zweistündlich.

Silicea D12, bei übermäßiger Schweißneigung. Hände, Füße immer naß, dreimal täglich neben Kal. phos.

Magn. phos. D6, bei krampfhaften Herzbeschwerden, Hals wie abgeschnürt, zweistündlich.

Unterstützende Maßnahmen

Beruhigende Umgebung, Fernhalten aller äußeren Aufregungen, ungestörter Schlaf. Freiluftliegekur ohne direkte Sonneneinwirkung. Ausreichende Ernährung ohne Reizstoffe. Reichliche Rohkostbeigaben einer ohne Fleisch (und Fleischbrühe!) mit reichlich Käse, Milchprodukten, Eigelb, Hirn zubereiteten Kost. Sauermilch, Joghurt, Hefe, Lebertran sind zu empfehlen. Gute Hautpflege. Kalte bis warme Abreibungen, Abwaschungen, Trockenbürsten. Mehrstündige Prießnitzwickel um den ganzen Leib. Kalte Herz- und Nackenkompressen bei Aufregungszuständen.

Nachts Wadenwickel oder ein nasses Hemd anziehen bei gut gewärmtem Zimmer und Bett. Besonders zu empfehlen ist ein nächtlicher Halswickel mit Lehmwasser.

BEINGESCHWÜRE (Offenes Bein, Krampfadergeschwür)

Allgemeines

Ein „Geschwür" ist immer ein oft wie ausgestanzt aussehender Oberflächendefekt mit fehlender oder sehr geringer Heilungsneigung. (Zum Beispiel Magengeschwür, Mundgeschwür usw.) Also nicht, wie oft fälschlich bezeichnet, eine Eiterbeule (Abszeß). Der Geschwürsgrund kann natürlich auch eitrig, oder meist schmierig belegt sein, was die Mittelwahl beeinflußt. Beingeschwüre sind Endstationen des Krampfaderleidens, entstehen durch mangelhafte Gewebsdurchblutung oft auf dem Boden geringfügiger Hautverletzungen. Sehr schwer zu heilen! Daher bei Krampfaderträgern rechtzeitig mit biochemischer Konstitutionsbehandlung beginnen (Calc. fluor., Silicea). Senkfuß behandeln und stets auf gute Durchblutung der Beine achten. Rote oder bräunliche Flecken am Schienbein, Hautabschürfungen, Ekzeme sind stets böse Vorboten.

Mittelwahl

Natr. sulf. D6, fünfmal täglich, wenn die Geschwürsumgebung bläulich verfärbt ist.

Natr. mur. D6, bei wäßrig-beißender Absonderung (Salzfluß). Dazu morgens und abends je 1 Gabe.

Silicea D12. Dies auch als Konstitutionsmittel rechtzeitig. Desgleichen

Calc. fluor. D12 (siehe Konstitutionsbild).

Kal. phos. D6, bei stinkender, schmieriger Absonderung und entsprechendem Geschwürsgrund. Fünfmal.

Natr. phos. D6, bei den beschriebenen „Säurenaturen".

Unterstützende Maßnahmen

Ernährungsumstellung auf salzlose Kost. Kein Alkohol. Das kranke Bein nachts hochlagern. Wenn starke Schwellung, Schmerz, Rötung, Bettruhe mit hochgelagertem Unterschenkel erforderlich. Zur Beruhigung und Reinigung oft gewechselte Umschläge mit schwach gesalzenem Kamillentee auf das Geschwür legen. Gereizte Umgebung sorgfältig mit entsprechender biochemischer Salbe abdecken. Mit von derselben Salbe bestrichenem Mulläppchen das Geschwür bedecken. Zum Gehen das Bein von den Zehengelenken bis zum Knie sorgfältig mit elastischer Binde wickeln.

BETTNÄSSEN

Allgemeines

Bei Kindern ein Zeichen seelischer Fehlentwicklung. Vom geschulten Psychotherapeuten beraten lassen. Nervöse Veranlagung, körperliche Schwäche, chronische Erkältung und Befall mit Madenwürmern wirken oft auslösend.

Bei Erwachsenen meist ein Zeichen einer Blasen- oder Unterleibserkrankung, oder von Nervenleiden. Immer den Arzt befragen.

Mittelwahl

Kal. phos. D12, fünfmal täglich, bei nervösen Ursachen.

Natr. sulf. D6, fünfmal, bei erhöhter Blasenreizbarkeit mit Kal. phos. im Wechsel.

Natr. phos. D6, im Wechsel mit Natr. sulf. D6, fünfmal, bei Wurmbefall.

Calc. fluor. D12, dreimal, bei alten Herren mit Prostatavergrößerung. Daneben Calc. phos. D6.

Ferr. phos. D6, mit Natr. sulf. D6, je fünfmal im Wechsel, wenn Erkältung die Ursache ist.

Unterstützende Maßnahmen

Kindliche Bettnässer sind oft unbewußte Ankläger ihrer Eltern und Erzieher. Schläge verschlimmern das Leiden. Mit Regelung der Flüssigkeitszufuhr, häufigem Wecken, vor allem vermehrter liebevoller Zuwendung zum Kind erreicht man mehr. Meist ist jedoch eine ärztliche Behandlung des Kindes nicht zu umgehen. Unsere biochemischen Mittel haben hier nur unterstützenden Charakter.

BINDEHAUTENTZÜNDUNG (siehe Augenleiden)

BLÄHUNGEN

Mittelwahl

Magn. phos. D6, bei krampfhaften Blähungsbeschwerden auch kleiner Kinder. Sechs Tabletten in einem Glas heißen Wassers gelöst, alle fünf Minuten einen guten Schluck nehmen.

Kal. phos. D6, fünfmal täglich, wenn durch Ärger oder Aufregung verursacht.

Natr. sulf. D6, fünfmal, bei versetzten Winden mit Kollern im Darm.

Natr. phos. D6, fünfmal, bei gleichzeitigem saurem Aufstoßen, wenn bei Stuhldrang sich nur einzelne Bröckel entleeren.

Unterstützende Maßnahmen

Bei chronischer Blähungsneigung (Völlegefühl, Stuhlverstopfung oder Durchfallneigung) immer das Grundleiden behandeln. Weglassen zellulosehaltiger, schwerverdaulicher Speisen. Zahnbehandlung, gut kauen! Kleine häufige Mahlzeiten. Oft liegt Magensäuremangel vor. Bei akuten kolikartigen Blähbeschwerden hilft eine Tasse Kümmeltee, recht stark und heiß, mit etwas Honig gesüßt, oft zauberhaft. Danach heiße Leibkompresse oder Wickel. Winde nicht unterdrücken. Heraus damit!

BLASENAUSSCHLAG

Allgemeines

Sehr infektiöser Ausschlag; durch Eitererreger, meist Streptokokken, hervorgerufene Entzündung. Blasen wie nach Verbrennung, meist am Unterschenkel, Stecknadelkopf- bis Apfelgröße. Oft heftige Allgemeinerscheinungen (Fieber). Meist bei elenden, schlecht genährten Menschen.

Mittelwahl

Natr. mur. D6, fünfmal täglich, solange der Blaseninhalt wasserklar ist.

Natr. sulf. D6, fünfmal, bei gelblichem Inhalt.

Kal. phos. D6, viertelstündlich, wenn Blasen schlaff mit hellem, blutigem Inhalt.

Silicea D12, dreimal. Blasen mit eitrigem, dickerem Inhalt.

Unterstützende Maßnahmen

Stärkung der Abwehrkraft. Vitaminreiche Ernährung, Umstellung auf früchtereiche Rohkost. Bettruhe. Bei Fieber Arzt rufen.

BLASENLEIDEN

A. Blasenkatarrh

Allgemeines

Nach Erkältung, Genuß kalter alkoholischer Getränke oder anderen Ursachen auftretender Harndrang, Brennschmerz beim Wasserlassen, oft auch Fieber. Urin klar bis eitrig trübe. Immer Arzt zuziehen.

Mittelwahl

Ferr. phos. D6, das Mittel für den Beginn, besonders, wenn Fieber und

Allgemeinerscheinungen, auch wenn Urin blutig, Urindrang und brennender Schmerz. Viertelstündlich.

Natr. phos. D6, bei Abgang von Nieren- oder Blasengrieß oder Steinen, oder Neigung dazu. Urin trübe, eitrig oder dunkelbraunrot. Viertelstündlich.

Kal. chlor. D6, fünfmal, im zweiten Entzündungsstadium. Im Urin weißer Schleim. Mehr chronisch.

Natr. mur. D 6, fünfmal, wenn Brennen beim Harnlassen im Vordergrund. Dicker weißer Schleim.

Natr. sulf. D6, alle zehn Minuten, bei Harnverhaltung.

Silicea D12, fünfmal täglich, wenn richtiger Eiter im Urin. Beim chronischen Blasenkatarrh.

Calc. phos. D6, fünfmal, helle Flocken im Urin.

Magn. phos. D6, alle zehn Minuten, Blasenkrampf und Harnverhalten.

Unterstützende Maßnahmen

Naturgemäße Maßnahmen können, die fast stets angezeigte ärztliche Behandlung neben den biochemischen Mitteln sehr wirksam unterstützen. Vor allem strenge Bettruhe, heiße Unterbauchaufschläge im Wechsel mit Wadenwickeln. Häufige warme Darmeinläufe. Umstellung der Ernährung auf Obstsäfte, auch heiß getrunken.

B. Blasenkrampf

Allgemeines

Ursache muß fachgerecht geklärt werden!

Mittelwahl

Magn. phos. D6, sechs Tabletten in einem Glase heißen Wassers, alle fünf Minuten einen Schluck, ist das stets angezeigte Hauptmittel. Auch bei Kindern.

Ferr. phos. D6, viertelstündlich, wenn offensichtlich eine Erkältung voraufging, neben Magn. phos.

Unterstützende Maßnahmen

Wärme in jeder Form (auch Sitzbäder) wirkt krampflösend. Sonst je nach Ursache.

C. Blasenlähmung

Allgemeines

Teilerscheinung ernster Leiden. Fachärztliche Behandlung.

Mittelwahl

Natr. sulf. D6, neben Natr. phos. D6, immer angezeigt. Fünfmal.

Kal. phos. D6, wenn nervliche Ursachen vorhanden. Lähmung des Blasenschließmuskels. Fünfmal.

Natr. mur. D6, wenn Brennen beim Urinieren.

Calc. fluor. D12, dreimal, zur Kräftigung des Blasengewebes alter Leute.

D. Blasensteine

Allgemeines

Meist mit Störungen beim Wasserlassen und Blasenkatarrh verbunden (siehe auch dort).

Mittelwahl

Natr. phos. D6, fünfmal täglich, im Wechsel mit

Silicea D12, monatelang genommen, haben sich bei vorhandenen Steinen und Neigung dazu hervorragend bewährt.

Magn. phos. D6, in heißem Wasser gelöst, beim Durchgang großer Steine mit krampfhaften Schmerzen.

Unterstützende Maßnahmen

Einschränkung des Fleischessens, besonders des Genusses innerer Organe. Viel Obst und Obstsäfte (Trauben, Äpfel). Reichlich körperliche Bewegung.

BLEICHSUCHT siehe auch Blutarmut

Allgemeines

Besonders bei jungen Mädchen in den Entwicklungsjahren, mit Haut- und Schleimhautblässe, Augenringen, Müdigkeit, Herzklopfen. Bedingt durch inneren Eisenmangel, ungünstige Lebensweise und Ernährung. Die folgenden biochemischen, an der Konstitution angreifenden Mittel haben sich neben der üblichen Behandlung mit Eisenpräparaten sehr bewährt.

Mittelwahl

Calc. phos. D6, bei gleicher, ins Grünliche gehende Gesichtsfarbe, Kopfschmerz, Ohrensausen. Verlangen nach Kalk und Kreide, rohen Kaffeebohnen. Fünfmal täglich.

Natr. mur. D6, bei welker, schlaffer Haut, Verlangen nach Salzigem, sauren Gurken und Hering. Druck auf dem Magen, Verstopfung,

Herz schlägt zum Halse heraus, dabei Beklemmung, als ob Herz zu klein. Rückenschmerzen. Periodenstörungen. Im Wechsel mit Calc. phos.

Ferr. phos. D6, sollte stets gegeben werden, wenn sein Bild paßt. Erleichtert die Aufnahme des Nahrungseisens im inneren Stoffwechsel. Bei Kopfschmerz, Durchfall. Erbrechen, bei Hitzewallung, schnellem Farbwechsel. Im Wechsel mit Calc. phos.

Kal. phos. D6, bei gedrückter Stimmung, schlechtem Lernen in der Schule, weinerlich, depressiv. Fünfmal.

Natr. sulf. D6, bei schweren Bildern. Aufgedunsenheit.

Kal. chlor. D6 und Kal. sulf. D6, je dreimal täglich, bei Ausschlägen, „Pickeln" im Gesicht.

Silicea D12, als Drüsenmittel. Weißfluß junger Mädchen zur Zeit der Regel.

Unterstützende Maßnahmen

Ergibt sich aus dem oben Gesagten. Reichliche frucht- und gemüsereiche Kost (Spinat, Mangold), Bewegung, Sport, Sonne, Umgebungswechsel mit viel Ruhe. Vor dem Essen hinlegen!

BLUTANDRANG ZUM KOPF

Mittelwahl

Ferr. phos. D12, stündlich, bei heißen Wallungen mit Schweißausbruch.

Magn. phos. D6, stündlich, im Wechsel mit

Kal. phos. D6, zweistündlich bei Wechseljahrsbeschwerden.

Unterstützende Maßnahmen

Knie- und Beingüsse nach Kneipp, Fußbäder, nachts Wadenwickel. Kühle Darmeinläufe, Wasser- und Tautreten auf Wiesen. Barfußgehen. Reizlose Ernährung, Einschalten von Obsttagen.

BLUTARMUT (Anämie)

Allgemeines

Fast immer eine Folge ernster Erkrankungen. Gehört in ärztliche Hand. Bei der Behandlung der Grundleiden werden sich die entsprechenden biochemischen Mittel auch im Sinne der Besserung der begleitenden Blutarmut auswirken. Sonst Behandlung wie unter „Bleichsucht". Dies gilt auch für die sogenannte schwere Blutarmut, die perniziöse Anämie.

Mittelwahl
Kal. phos. D6, ist hier das immer zu versuchende Hauptmittel.
Dasselbe gilt für die Weißblütigkeit, die Leukämie; neben Kal. phos. hat sich hier Natr. sulf. als Hauptmittel bewährt.

BLUTERGUSS INS GEWEBE

Mittelwahl
Solange frisch: Ferr. phos. D6, viertelstündlich.
Etwa vom 3. Tage an: Kal. chlor. D6, zweistündlich.
Calc. fluor. D12, dreimal, wenn Neigung zu Verhärtung.

Unterstützende Maßnahmen
Feuchtwarme Umschläge, Packungen mit Arnikawasser (2 Eßlöffel der käuflichen Arnikatinktur auf ein Liter Leitungswasser) oder Ferr. phos.-Wasser (6 Tabletten in 1 Liter Wasser).

BLUTERKRANKHEIT (Hämophilie)
Empfohlen werden Calc. phos. D6, dreimal täglich.
Calc. fluor. D12, dreimal.
Bei Sickerblutungen nach kleinen Verletzungen Ferr. phos. D6 bis D12 stündlich.

BLUTREINIGUNGSMITTEL

Allgemeines
Diese Bezeichnung ist unrichtig; es gibt kaum einen reineren Saft, auch bei schwerster Krankheit, als unser Blut. Wir meinen mit Blutreinigung jedoch eine Anfeuerung des manchmal trägen inneren Stoffwechsels und beabsichtigen eine stärkere Ausscheidung sogenannter Schlacken aus den Geweben und eine Steigerung der Abwehrkraft. Das Idealmittel dazu bleibt das Saftfasten, das jedoch nur unter ärztlicher Leitung durchgeführt werden sollte. Schließlich ist die Förderung aller Ausscheidungsvorgänge erfolgreich, dazu stehen uns viele deutsche Heilkräuter als Blutreinigungstees zur Verfügung. Biochemisch unterstützen wir derartige Kuren mit

Silicea D12, Natr. mur. D6 und Natr. phos. D6. Hier ist die Erkennung der jeweiligen Konstitution von ausschlaggebender Bedeutung für den Erfolg.

BLUTUNGEN

Allgemeines

Jede größere Blutung erfordert sofortige ärztliche Hilfe. Die biochemische Behandlung setzt jedoch schon vor dem Eintreffen des Helfers ein und begleitet die üblichen Maßnahmen der „Ersten Hilfe". (Siehe „Wie helfe ich?", und „Richtig helfen bei Unfällen", Alwin Fröhlich Verlag, Hamburg.) Bei kleinen Gelegenheitsblutungen und als unterstützende Behandlung ärztlich versorgter Blutungen verspricht sie gute Erfolge.

Mittelwahl

Calc. phos. D6, bei oft wiederkehrenden Blutungen. Blut gerinnt schwer. Periode zu früh, zu stark, zu lange. Bei Bleichsüchtigen. Neigung zu Nasenblutungen, stündlich.

Ferr. phos. D6, wenn Blut hellrot und bald gerinnend. Nasenbluten (Kinder), kleinere Wunden, Hämorrhoidenblutungen, Lungenblutung, Magen-Darmblutung, Gehirn-, Rückenmarkblutung als erste Hilfe, bis Arzt eintrifft. Alle fünf Minuten.

Kal. chlor. D6, bei klumpigem, zähem, dickem schwarzem Blut. Besonders aus Hämorrhoiden (neben Ferr. phos. und Calc. fluor.), aus Gebärmutter, Lunge, Magen. Nasenbluten, periodisch nachmittags. Periode zu früh, zu häufig, zu lange.

Calc. fluor. D12, bei Blutungen der Hämorrhoiden, des Unterleibes. Sehr starke und lange anhaltende Monatsblutung. Fünfmal.

Kal. phos. D6, Blutung mit fauligen Beimengungen. Auch dünnes, dunkelrotes, schlecht gerinnendes Blut. Nasenbluten Blutarmer, bei alten Leuten. Bei Blutvergiftung. Wunden bluten leicht. Fünfmal täglich.

Natr. mur. D6, bei hellrotem, nicht gerinnendem wäßrigem Blut. Blutungsneigung Blutarmer.

Natr. phos. D6, bei Bluterbrechen. Blut schwerflüssig, dick.

Natr. sulf. D6, bei Nasenbluten hochgeschossener Jugendlicher. Dreimal täglich.

Calc. phos. D6, wenn Nasenbluten mit Schleim vermengt. Blutigeitrige Wundabsonderung. (Siehe auch Kal. phos.)

Unterstützende Maßnahmen

Bei frischen Blutungen nach den Regeln der „Ersten Hilfe“ (siehe Seite 112) verfahren. Notversorgung. Absolute Ruhigstellung, seelische Beruhigung. Bei Nasenbluten eiskalte Nackenkompresse, kalte Unterarm- und Wadenwickel, hinlegen lassen. Bei Magenblutung Bettruhe, eiskalte Oberbauchkompresse, bis Arzt kommt. Lungenblutung erfordert Hochlagerung, ruhigen Zuspruch. Ein altes Volksmittel ist dabei das Trinkenlassen gut gesalzener warmer Milch. Bei allen Blutungen ist allgemeines Warmhalten (warmes Zimmer usw.) zu empfehlen. Jede Blutung ist ein alarmierender Vorfall.

BLUTVERGIFTUNG

Allgemeines

Als erstes Zeichen von sogenannter Blutvergiftung wird in der Volksmeinung die Lymphstrangentzündung, „der rote Streifen“, angesehen, der von einer Wunde zu den zugehörigen Lymphdrüsen (Achsel, Leiste) zieht. Gleichzeitig setzen auch meist alarmierende Allgemeinerscheinungen ein, wie Schüttelfrost, Fieber usw. In all diesen Fällen von Verdacht auf die schützende Schranke durchbrechende Infektionen sofort den Arzt zu Rate ziehen. Keine eigenen Rezepte ausprobieren, keine Angst vor dem rettenden Messer! Eine der bösartigsten Blutvergiftungen war früher das Kindbettfieber, dessen Gefährlichkeit durch inzwischen entdeckte Medikamente gemindert werden konnte. In jedem Fall oder Verdacht von Blutvergiftung hat sich neben den ärztlichen Maßnahmen bewährt:

Mittelwahl

Kal. phos. D6, in viertelstündlichen Gaben, während der ganzen Dauer der Erkrankung.

BRANDWUNDEN

Allgemeines

Durch Feuer oder trockene Hitze. Rötung, Blasenbildung, Gewebezerstörung.

Mittelwahl

Ferr. phos. D6, alle 5 Minuten. Betroffene Haut mit
Natr. mur. D6-Tabletten, zerstampft, bestreuen. Sterilen Mull auflegen. Blasen nicht aufstechen oder abschneiden.

Wenn durch Säure hervorgerufen: Wunde mit warmer Sodalösung sofort bespülen. Bei Verbrennungen (Verätzungen) durch Lauge: Mit warmer Essiglösung bespülen. Biochemische Behandlung wie oben.

Kal. phos. D6, stündlich, wenn Brandblasen mit übelaussehendem und -riechendem Eiter gefüllt.

Natr. mur. D6, stündlich, bei verjauchenden Brandwunden.

Silicea D12 und Natr. phos. D6, je dreimal im Wechsel, bei eitrigen Brandwunden.

Größere Brandwunden müssen durch den Arzt behandelt werden.

BRECHDURCHFALL

Allgemeines

Lebensgefährliche Krankheit der Säuglinge und Kleinkinder. (Arzt!) Führt oft in Stunden zum Tode, besonders bei etwas schwachen Kindern.

Mittelwahl

Natr. sulf. D6, viertelstündlich, Hauptmittel bei allen Durchfallsformen.

Kal. phos. D6, viertelstündlich, bei stinkenden Entleerungen und drohendem Herzversagen.

Natr. phos. D6, wenn Stühle sauer riechen, bei „skrofulösen"Kindern.

Magn. phos. D6, zusätzlich zu den anderen passenden Mitteln, wenn Kinder sich krümmen (Blähkolik) oder Beinchen anziehen.

Ferr. phos. D6, viertelstündlich, bei Erbrechen von Milch oder Auftreten von Fieber.

Unterstützende Maßnahmen

Als erste Maßnahme vor Eintreffen des Arztes (Krankheitsbild meist sehr stürmisch!) Milch völlig absetzen. Statt dessen in sehr häufigen kleinen Portionen schwarzen Tee ohne Zucker. Farbe wie Pilsener Bier.

BRONCHIALKATARRH

Allgemeines

Zur Wahl gleichzeitig oder später zu nehmender Mittel, die sich nach der Beschaffenheit des Auswurfs richtet, sehe man unter dem Stichwort „Auswurf", „Absonderungen" oder „Husten" nach. Auch Konstitution beachten.

Mittelwahl

Ferr. phos. D6, halbstündlich, vom ersten Auftreten an von Husten, trocken, kitzelnd, krampfhaft, so daß Kopf rotblau wird, bei ansteigender Temperatur, auch bei akuter Verschlimmerung alter Erkältungen.

Magn. phos. D6, alle fünf Minuten eine Gabe in heißem Wasser, bei krampfigem Husten.

Calc. fluor. D6, stündlich, bei Bellhusten und Auswurf kleiner gelber Schleimklümpchen.

Unterstützende Maßnahmen

Zum Beginn Schwitzpackungen nach heißem Bad. Reichlich heißes Zitronenwasser mit Honig. Feuchte Tücher um das Bett hängen, Kamillendampf einatmen. Bei Kleinkindern ein Läppchen, in Terpentinöl getaucht, neben dem Köpfchen auf ölsicherer Unterlage mit Sicherheitsnadel auf dem Kopfkissen befestigen. Brustwickel (einstündig mehrmals) oder nachts Wadenwickel beruhigen oft sehr.

BRUSTDRÜSENENTZÜNDUNG stillender Mütter

Mittelwahl

Ferr. phos. D6, viertelstündlich, im fieberhaften Beginn mit
Natr. phos. D6, im Wechsel. Dieses im Wechsel mit
Kal. phos. D6, bei hohem Fieber, oder stinkendem Eiter.
Silicea D12, fünfmal, bei Vereiterung.
Calc. fluor. D6, fünfmal, bei entzündlichen harten Knoten.

Unterstützende Maßnahmen

Kind nicht gleich absetzen, trotz Schmerz Brust leerpumpen! Brust hochbinden. Bettruhe. Stuhlförderung, kurzfristig auf Rohkost umstellen.

BRUSTFELLENTZÜNDUNG (Rippenfellentzündung)

Allgemeines

gehört immer in ärztliche Hand.

Mittelwahl

Ferr. phos. D6, alle zehn Minuten eine Gabe, beim ersten Verdacht (vermehrter, sehr trockener Husten, Seitenstechen), Fieber, Beklemmung.

Kal. chlor. D6, nach Schweißausbruch, im Wechsel mit Ferr. phos. Bei trockener Rippenfellentzündung.
Natr. mur. D6, stündlich, bei wäßriger Form.
Natr. sulf. D6, bei grünlich-gelbem Punktat.
Natr. phos. D6, im Wechsel mit Silicea D12, je dreimal, bei eitriger Absonderung.
Calc. phos. D6, fünfmal, bei jauchig-blutiger Absonderung und allgemein zur Aufsaugung.
Silicea D12, dreimal, zur Aufsaugung, auch bei chronischen Zuständen.
Calc. fluor. D12, dreimal, beugt Verwachsungen, Schwarten bei verzögerter Absonderung vor.
Zur Nachbehandlung noch lange das entsprechende Konstitutionsmittel geben.

DARMKATARRH

Allgemeines

Akuter Darmkatarrh, meist im Spätsommer und mit Magenbeschwerden auftretend, fast immer Infektion (Fliegen, Obst usw.). Sehr übertragbar, daher peinlich sauber halten, Hände und Toilette, Wasserhahn und Griff an der Toilettenspülanlage desinfizieren. Vorsicht, wenn Säuglinge oder Kleinkinder im Hause sind!

Mittelwahl

Ferr. phos. D6, viertelstündlich, wenn Fieber, Durst, starkes Krankheitsgefühl, Erbrechen, Leibschmerzen, wäßrige Stühle.
Kal. phos. D6, halbstündlich, bei fauligen, stinkenden Wasserstühlen. Erfolgloser Stuhldrang, Kolikschmerzen, Brennen im Darm. Akute bis chronische Darmkatarrhe der Kinder und Erwachsenen.
Natr. mur. D6, halbstündlich, bei fressendem, wundmachendem, wäßrigem, schleimigem Durchfall. Geht ab, ehe Toilette erreicht wird. Runde, schleimüberzogene Kotknollen, in chronischen Fällen mit Verstopfung wechselnd.
Natr. sulf. D6, halbstündlich, gallig-wäßriger Durchfall, besonders in chronischen Fällen, morgens nach dem Aufstehen. Blähungen mit Kolikschmerz, besonders in der Lebergegend. Witterungswechsel und feuchtkühles Wetter verschlimmern.
Natr. phos. D6, halbstündlich, bei sauren, gelblichgrünen Stühlen,

besonders der Kleinkinder. Dabei Zungenbelag gelbmilchig. Nach Dr. Schüßler auch bei blutig-eitrigen oder rein eitrigen Stühlen.

Silicea D12, dreimal täglich, bei chronischen, auch eitrigen Formen.

Calc. sulf. D6, fünfmal, mit Silicea, bei eitrig-blutigem Stuhl.

Kal. chlor. D6, bei weißen schleimig-blutigen oder lehmigen Stühlen. Zunge weiß belegt. Besonders nach fetthaltigem Essen. In akuten und chronischen Fällen. Stühle mit Schleimfetzen. Fünfmal täglich.

Kal. sulf. D6, wenn schleimig-eitrige gelbe Entleerungen. Auch bei dunklerem, dünnem, stinkendem Stuhl. Zungenwurzel gelb belegt. Akutes Auftreten.

Magn. phos. D6, bei hervorschießenden, spritzenden Wasserstühlen. Kolikartige Leibschmerzen, durch Zusammenkrümmen und Wärme gebessert. Alle fünf Minuten eine Tablette in heißem Wasser gelöst.

Calc. phos. D6, bei chronischem Darmkatarrh „skrofulöser" und rachitischer Kinder. Durchfall dann meist stinkend, wäßrig, mit Unverdautem und Schleimfetzen. Fünfmal.

Unterstützende Maßnahmen

Beim akuten Magendarmkatarrh des Erwachsenen, besonders im Sommer, ist die natürlichste Behandlung, anfänglich dem Darm bei der Entleerung zu helfen. Ein bis zwei Eßlöffel Rizinusöl im Beginn und dann fasten! In den beiden ersten Tagen kann jede Nahrungszufuhr, auch Haferschleim usw., nur hemmen. Daher nur gegen den Durst mit ausreichender Menge ungesüßten schwarzen Tees helfen. Bettruhe, warme Leibkompresse, besonders bei Kolikschmerzen. „Stopfende" Nahrungsmittel gibt es nicht. Erst wenn der Darm ganz beruhigt ist mit Schleimsuppen, geröstetem Weißbrot, alles in kleinsten Portionen, beginnen.

DIABETES siehe „Zuckerkrankheit"

DIPHTHERIE

Allgemeines

Gehört in ärztliche Behandlung und ist meldepflichtig. Zusätzlich kommen folgende biochemische Mittel in Frage:

Kal. chlor. D6, Calc. phos. D6, Ferr. phos. D6 und Kal. phos. D6, beim ersten Verdacht (grauweißliche Stippchen oder schon Beläge), je 1 Gabe alle 5 Minuten im Wechsel.

Kal. sulf. D6, im Wechsel mit Calc. phos. D6, alle 5 Minuten eine Gabe, wenn stärkere Schwellung und weißer Belag vorherrschend.

Kal. phos. D6, im Wechsel mit Calc. phos. D6 und Kal. chlor. D6 bei ansteigendem Fieber, schwerem Krankheitsbild, vor allem bei fauligem Mundgeruch. Alle fünf Minuten je eine Tablette im Munde zergehen lassen.

Natr. phos. D6, bei rahmig-gelbem Belag auch der hinteren Zunge. Alle zehn Minuten.

Natr. mur. D6, bei Speichelfluß, wäßrigem Erbrechen. Schlafsucht. Gesicht blaß, gedunsen.

Unterstützende Maßnahmen

Bis der Arzt eintrifft: Beim geringsten Verdacht den Kranken absondern. Heißer Halsumschlag.

DRÜSENSCHWELLUNGEN

Allgemeines

Schwellungen der Lymphdrüsen (Lymphknoten) sind beim Erwachsenen, im Gegensatz zum Kind, fast immer nur ein sekundäres Zeichen von Entzündungen an zugehörigen Körperabschnitten (Furunkel, Eiterungen, oder auch schlechte Zähne usw.). Die Lymphdrüsen können rot werden, ja vereitern. Immer in ärztliche Behandlung gehen. (Siehe „Blutvergiftung".)

Mittelwahl

Ferr. phos. D6, alle zehn Minuten, bei allen akuten entzündlichen Drüsenschwellungen.

Kal. chlor. D6, in allen akuten entzündlichen Fällen im Wechsel mit Ferr. phos. D6.

Calc. sulf. D6, fünfmal, bei Neigung zu eitriger Einschmelzung.

Kal. phos. D6, als zusätzliches Mittel zu fachärztlicher Behandlung bei hohem Fieber und stinkender Eiterung. Viertelstündlich.

Silicea D6, fünfmal täglich, bei großer Berührungsempfindlichkeit und aufbrechender Eiterung.

Natr. phos. D6, fünfmal täglich, bei weicher Schwellung.

Calc. fluor. D12, dreimal, lange, bei steinharten Drüsen.

Calc. phos. D6, und Silicea D12, bei schwächlichen Kindern mit allgemein dicken Lymphdrüsen. Morgens nüchtern eine Gabe Silicea, dann dreimal eine Gabe Calc. phos.

EITERUNGEN siehe „Absonderungen“ und „Abszeß“

ENGLISCHE KRANKHEIT (Rachitis)

Allgemeines

Eine Vitaminmangelkrankheit (Vitamin D) des frühen Kindesalters mit Knochenerweichung, Gelenkauftreibung und oft heftigen Allgemeinerscheinungen. Die rechtzeitige Zufuhr von Vitamin D (zum Beispiel Vigantol) in der Dosierung durch den Arzt ist die Grundlage jeder Rachititsbehandlung und verhindert am sichersten die sehr unangenehmen Spätschäden am Knochengerüst. Unterstützende Allgemeinmaßnahmen und besonders die biochemische Behandlung sind zur dauerhaften Wiederherstellung des kranken Kindes nicht zu entbehren.

Mittelwahl

Calc. phos. D6, stündlich, das Hauptmittel. Muß lange gegeben werden. Bauch eingefallen.

Calc. fluor. D6, dreimal, sobald die Zahnung einsetzt, sehr lange geben.

Natr. phos. D6, bei sauren Schweißen, Durchfällen von Unverdautem, Erbrechen. Stündlich.

Kal. phos. D6, wenn faulig stinkende Durchfälle dabei. Hochgradige allgemeine Schwäche und Verfall.

Silicea D12, wenn starke Hinterkopfschweiße und stinkende Durchfälle, dicker Bauch und Gelenkschwellungen im Vordergrund stehen. Im Beginn von Wirbelsäulenverbiegungen. Bei Verlangen nach Kaltem und Widerwille gegen Fleisch. Dreimal.

Es wird auch folgendes Schema empfohlen, wenn hervorstehende Kennzeichen fehlen:

1. Tag: Calc. phos. D6 stündlich,
Kal. phos. D6 zweistündlich,
Calc. fluor. D12 dreimal täglich.

2. Tag: Calc. phos. D6 stündlich,
Magn. phos. D6 zweistündlich,
Silicea D12 dreimal täglich.

Die Mitteln in diesem Schema müssen monatelang bis jahrelang gegeben werden. Hervortretende Sondererscheinungen erfordern natürlich Zwischengaben der entsprechenden Salze (auch an Natr. mur. denken!).

Unterstützende Maßnahmen

Reichlich frisches Obst und grünes Gemüse. Sonnenbestrahlung im Sommer, im Winter Quarzlampe. Warme Bäder mit anschließender Kaltwaschung und kräftigem Frottieren. Bei starker Knochenerweichung zweimal täglich langes warmes Bad. Nach Absetzen des Vitaminpräparates noch lange Lebertran nehmen lassen. (Wenn verträglich, nur das echte, reine Öl!)

EPILEPSIE (Fallsucht)

Mittelwahl

Konstitutionsmittel studieren!

Ferr. phos. D6, wenn Gefahr eines Anfalls, bei Blutandrang zum Kopf. Alle fünf Minuten.

Kal. phos. D6, bei verfallenem blassem Gesicht, kalten Gliedmaßen, nervöser Schreckhaftigkeit, Blutarmut. Herzklopfen nach Anfall. Fünfmal täglich.

Magn. phos. D6, bei geistigem und seelischem Verfall. Starke Krampfneigung. Im Wechsel mit Kal. phos.

Silicea D12, dreimal täglich, bei Neigung zu nächtlichen Anfällen und Verschlimmerung bei Mondwechsel. Vor Anfall Kältegefühl der ganzen linken Körperhälfte und Schwächegefühl von Magengrube aufsteigend, nach Anfall Schweiß. Zwischen den Anfällen Haargefühl auf der Zunge.

Calc. phos. D6, bei großer Hinfälligkeit als Begleitmittel.

Unterstützende Maßnahmen

Im Anfall bequem lagern, nicht festhalten, nur Selbstverletzungen verhindern. Beengende Kleider lösen. Taschentuch zwischen die Zähne schieben (Zungenbiß).

Umstellung der Ernährung auf vegetarische, kochsalzarme Kost. Genußgifte völlig meiden. Verdauungspflege. Ruhige Umgebung.

ERBRECHEN

Allgemeines

Immer nur Symptom einer Erkrankung. Bei Wiederholung und Unklarheit Arzt. Auch Zeichen von Reiz im Zentralnervensystem (zum Beispiel Gehirnerschütterung). Beim Kind beginnt Scharlach oft mit Erbrechen.

Die Art des Erbrochenen und des Erbrechens lenkt auf die Wahl des Begleitmittels. Sonst leitet die zugrundeliegende Krankheit die Mittelwahl.

Mittelwahl

Ferr. phos. D6, bei saurem Speiseerbrechen, auch in Schwangerschaft. Wenn Blut, ist dieses hellrot oder klumpig dunkel.

Natr. mur. D6, bei Erbrechen wäßriger Flüssigkeit, fadenziehenden hellen Schleimes oder Schaumes. Schwangerschaftserbrechen.

Natr. phos. D6, immer bei besonders saurem Erbrechen, auch käsiger Massen (bei Kindern). Seekrankheit, Blut kaffeesatzähnlich.

Natr. sulf. D6, bei bitterem Erbrochenen, Gallebrechen, oft mit Kolikschmerz.

Kal. chlor. D6, bei würgendem Ausbrechen weißen Schleimes, dick, undurchsichtig, fadenziehend.

Kal. phos. D6, bei Schwangerschaft, Seekrankheit, wenn Erbrochenes scharf-sauer oder salzig-grünlich.

Calc. phos. D6, Hauptmittel beim Schwangerschaftserbrechen. Erbrechen der Speise, nach kaltem Trinken oder Eisgenuß. Bei Kindern und Stillenden.

Silicea D12, Erbrechen von Speise oder schleimigen, wäßrigen Mageninhalts. Auch bei Stillenden.

Magn. Phos. D6, bei krampfigem Erbrechen, auch mit Aufstoßen, bei Seekrankheit, auch in Schwangerschaft.

Bei allen Mitteln viertelstündlich je eine Tablette unter der Zunge zergehen lassen.

ERFRIERUNGEN

Mittelwahl

Kal. phos. D6, bei Verdacht örtlicher Erfrierungen ist es das Hauptmittel; alle fünf Minuten einzunehmen. Später richtet sich die Mittelwahl nach den nachfolgenden krankhaften Erscheinungen.

Silicea und Calc. sulf. bei eitrigem Gewebszerfall.

Kal. phos. D6, halbstündlich, im Wechsel mit Ferr. phos. D6, stündlich, bei Frostbeulen an den Gliedmaßen.

ERKÄLTUNG

Allgemeines

„Erkältung“ ist kein einheitlicher Begriff, weder in Entstehung noch

Erkrankungsort. Die wirkliche Kälte spielt neben der Infektionsbereitschaft, konstitutionellen Eigenarten, allgemeiner Schwächung usw. nur eine geringe Rolle als Krankheitsursache. Was wird nicht alles fälschlich unter Erkältung gerechnet! Dementsprechend wendet bei Neigung zu solchen Krankheiten die Biochemie vor allem die sorgfältig ausgewählten Konstitutionsmittel an. Hier bewährt sich das biochemische Prinzip der allgemeinen Umstimmung vorzüglich, besonders bei der sogenannten Erkältlichkeit, Reizbarkeit der Schleimhäute, Mandelentzündungen usw. Die großen umstimmenden Konstitutionsmittel hierbei sind Calc. phos. D12, Natr. mur. D6 bis D12, Kal. sulf. D6, Natr. phos. D6 und Silicea. Sie sind entsprechend ihren Bildern zu wählen.

Mittelwahl

Ferr. phos. D6, alle zehn Minuten, neben dem Konstitutionsmittel, wenn einem eine Erkältung „in den Gliedern steckt".

Kal. phos. D6, alle Viertelstunden, bei besonderer Neigung zu plötzlichem Erkältetsein, sowie das bekannte Krankheitsgefühl beginnt.

Weitere Mittel richten sich nach der Absonderung (siehe diesen Absatz) oder dem Krankheitsbild.

Unterstützende Maßnahmen

Heißes Bad, Schwitzpackungen im Bett, mit Trinken großer Mengen heißen Zitronenwassers oder Lindenblütentees. Bei der Frage, ob Alkohol ein gutes Vorbeugungsmittel gegen Erkältungen sei, steht wohl meist der Wunsch als Vater des Gedankens im Vordergrund. Bei Katarrherscheinungen im Kopfgebiet bewährt sich die Schüssel mit heißem dampfenden Kamillentee, dem einige Tropfen reinen Terpentinöls zugesetzt werden. Gesicht möglichst nahe darüber halten, Kopf mit Tuch abdecken, möglichst lange so verharren. Dann hinlegen und Gesicht zum Nachdünsten mit leichtem luftdurchlässigem Tuch bedecken. Dies mehrmals täglich.

FETTSUCHT

Allgemeines

Im Großen gesehen sind die Fälle von Starkleibigkeit, die auf allgemeine Drüsenstörungen, also konstitutionelle Eigentümlichkeiten zurückzuführen sind, zahlenmäßig sehr gering. In den meisten Fällen darf man wohl eine zu reichliche Ernährung als Ursache annehmen. Der so häufige Ausspruch: „Ich esse doch wirklich nicht viel!" scheitert an der Frage, was

für jeden „viel" bedeutet! Wir können eben nicht mehr zwischen „satt" und „voll" unterscheiden. Wenn die Fettsucht eine harmlose Erkrankung wäre, könnte man lächelnd die Frage als eine ästhetische abtun. Aber die Fetten sind körperlich viel mehr gefährdet als die Normalgestalteten. Eine knappe, aber gut zusammengesetzte Kost ist die beste Garantie für eine lange Jugendlichkeit.
An die Mastfettsucht mit biochemischen Mitteln, Schwitz- oder Massageprozeduren heranzugehen, ist völlig sinnlos, solange die Ernährung nicht eingeschränkt wird. Es sei in diesem Zusammenhang besonders auf die Überschätzung der Butter hingewiesen.
Für die Fälle, in denen innere Faktoren die Fettsucht auslösten, denken wir an folgende Mittel, die lange genommen und der jeweiligen Konstitution sorgfältig angepaßt werden müssen:

Mittelwahl

Calc. phos. D12 und Natr. mur. D6 im Wechsel, je fünfmal täglich, mit kurzen Unterbrechungen und Potenzwechsel, wenn das Fett „schwammig", „schwabbelig" ist.

Natr. sulf D6und Natr. phos. D6 im Wechsel, je fünf mal täglich, wenn das Fett wäßrig, in der Ausdehnung schwankend ist (Periodeneinflüsse usw.) und Neigung zu gichtischen und rheumatischen Beschwerden besteht. Bei Beteiligung der Leber.

FIEBER

Allgemeines

Fieber als Zeichen von Erkrankungen ist als Schutz- und Heilmaßnahme des Körpers aufzufassen. Seine Höhe, Art und Dauer sind jedoch stets ein guter Hinweis auf die Mittelwahl. Man wolle gerade daraufhin die Mittelbilder noch einmal durchsehen und sich die entsprechenden Hinweise besonders einprägen bei

Mittelwahl

Ferr. phos., Kal, phos., Kal. chlor., Kal. sulf. und Natr. mur.

Unterstützende Maßnahmen

Kühle Ganz- oder Teilwaschungen im warmen Raum, Teilwickel (Hals, Brust, Rumpf, Beine) oder feuchte kalte Ganzkörperpackungen. Keine „kräftige" Ernährung bei kurzdauernden und vorübergehenden Fiebern, sondern Obstsafttage. Nichts aufdrängen, aber dem Wunsch des Kranken nach Möglichkeit nachkommen. Langdauernde Fieber erfordern im allgemeinen leichte, aber hochwertige Kost.

FINGERENTZÜNDUNG, Nagelbettentzündung, Umlauf

Allgemeines

Verhängnisvollerweise wird diese Krankheit meist unterschätzt und zu spät ärztlich behandelt. Eigene Versuche, entzündliche Schwellungen am Finger selbst „zum Reifen" zu bringen, können wegen der Stärke der Haut in das Gegenteil umschlagen. Sie „reifen" dann nach innen und zerstören Sehnen, Knorpel, Gelenke und Knochen und führen zur Verkrüppelung oder gar Blutvergiftung. Deshalb frühzeitig, besonders bei zunehmendem Schmerzen oder sogar Fieber, zum Arzt, und dann keine Angst vor dem Messer.

Unterstützende Maßnahmen

Wie unter „Abszeß" angegeben.
Bei langjähriger Neigung zum Umlauf, besonders bei Hausfrauen, hat sich Calc. fluor. D12, dreimal täglich im Wechsel mit Silicea D12, ebenfalls dreimal täglich, sehr bewährt.

FISTELN

Allgemeines

Gänge durch das Gewebe, die Eiter aus tieferen Abszessen an die Oberfläche ausscheiden. Immer nur ein Zeichen einer eitrigen, tiefen Gewebseinschmelzung. Daher muß die Grundursache angegangen werden. Siehe daher unter diesen nach.

Mittelwahl

Auf Calc. fluor. D12, Silicea D12 und Calc. sulf. D6 wird unter anderem hingewiesen. Bei Zahnfisteln sträube man sich nicht gegen das Ziehen des wurzelkranken Zahnes.

FLECHTEN (Ekzeme)

Allgemeines

Hautausschläge, meist chronischen Charakters, mit innigen Beziehungen zum Gesamtorganismus. Oft eine Überempfindlichkeitsreaktion gegenüber äußeren oder inneren Einwirkungen (Flüssigkeiten, Staub, Nahrung usw.). Manchmal wechseln Krankheiten, die auf einer persönlichen Überempfindlichkeit (Allergie) beruhen, miteinander ab. Zum Beispiel folgt dem Schwinden eines Ekzems ein Asthma oder umgekehrt. Diese Tatsache erklärt die richtige Volksmeinung, man solle Ekzeme „nicht nach innen treiben", die beste Behandlung hat daher rein umstimmenden Charakter und versucht, die übersteigerte Reizbarkeit der betreffenden Körpergebiete herabzusetzen, ist also eine innere Behandlung. So erklärt sich, warum gerade die biochemischen Konstitutionsmittel in der Ekzembehandlung die Ursache für die große Verbreitung der Biochemie im Volk gewesen sind. Also Konstitutionsmittel gründlich studieren! Weitere Eigenarten der Hauterkrankungen, die unter „Absonderungen" vermerkt sind, führen uns zu den passenden zusätzlichen biochemischen Mitteln. Es wird besonders hingewiesen auf

Mittelwahl

Kal. phos. D6 bis D12, Kal. sulf. D6, Magn. phos. D6, auch Calc. phos. D6 bis D12 und Calc. fluor. D12.

Unterstützende Maßnahmen

Bei Flechten im allgemeinen auf äußerste Schonung bedacht sein. Abdeckender Schutzverband, kein Wasser, keine Seife, keine scharfen Salben. Stark nässende Flechten erfordern im Anfang milde, beruhigende feuchte Verbände. Ich empfehle hierzu ein uraltes, wieder in der Klinik verwendetes Mittel: rohe Sauermilch. Die Milchsäure ist ein guter Schutz vor Ausbreitung weiterer Eiterinfektion in der Flechte.

Ernährungsumstellung, beginnend mit zwei oder drei reinen Obsttagen (1000 g), anschließend kochsalzfreie, fleischlose Kost, in der der Eiweißbedarf durch Milchprodukte (Quark, Käse, Sauermilch) und Nüsse gedeckt wird. Weglassen von Alkohol, Nikotin und ausländischen Gewürzen. Naturgemäße Lebensweise. Viel Sonne und Frischluft.

FROSTBEULEN siehe „Erfrierungen"

FURUNKEL siehe „Abszeß"

FUSSSCHWEISS

Allgemeines

Die eigenartige Beobachtung von der Gefahr „unterdrückten" Fußschweißes als Verstopfung eines wichtigen Ausscheidungsvorganges besteht in vielen Fällen zweifellos zu Recht. In diesen Fällen handelt es sich wohl um eine konstitutionelle Eigenart, die nur durch Umstimmung des gesamten Menschen beseitig werden kann. Wir wollen jedoch nicht die weitaus größere Zahl von am Fuß Schwitzenden übersehen, bei denen das lästige Übel durch den überanstrengten Senkfuß bedingt ist und sich schlagartig durch eine gute Fußstütze und angepaßtes Schuhwerk wirklich heilen läßt.

Mittelwahl

Silicea D12, bei übelriechendem oder ätzendem Fußschweiß. Fußhaut ist an den absondernden Stellen weiß verfärbt, mit rotem Rand. Durch scharfe Mittel (Salben, Formalin) unterdrückter Schweiß tritt nach Silicea in milder Form befreiend wieder auf. Muß sehr lange, dreimal täglich genommen werden.

Natr. phos. D6, fünfmal täglich, wenn mehr saurer Charakter des Schweißes vorliegt.

Kal. phos. D6, als zusätzliches Mittel neben dem Konstitutionsmittel, wenn der Schweiß stinkt und die Füße wundmacht.

Unterstützende Maßnahmen

Aus ästhetischen Gründen empfiehlt sich natürlich die tägliche lauwarme Fußwaschung vor der Bettruhe. Sie ist jedoch der Beseitigung des Schweißes wegen der dauernden Erweichung der Haut nicht so zuträglich, wie oft angenommen wird. Dem Wasser sollte Silicea als Ursalz beigemengt werden. Auch Lehmbrühe (in Leitungswasser aufgeschwemmter frischer Lehm) ist zu empfehlen. Unübertrefflich ist die Abhärtung der Füße durch das Tautreten nach Kneipp. Morgens vom Bett aus ein viertelstündiger Spaziergang barfuß über taufeuchte Wiesen, oder das Wattenlaufen an der Nordsee. Überhaupt viel Barfußgehen! Sandalen oder geflochtenes Schuhwerk tragen!

GALLENBLASENENTZÜNDUNG

Allgemeines

Sehr oft eine Folge von vorhandenen Gallensteinen. Diese kommen wesentlich häufiger vor, als man im allgemeinen annimmt, vor allem beim weiblichen Geschlecht. Sie machen in den meisten Fällen bei naturgemäßer Lebensweise keinerlei Beschwerden und werden erst bei üppigerer Ernährung rebellisch. In Zeiten knapper Kost gibt es nur sehr wenige Gallenblasenentzündungen. Fast immer sind neben dem entzündeten Organ auch

Leber, Zwölffingerdarm und Bauchspeicheldrüse krankhaft beteiligt oder gefährdet und sind in die Behandlung mit einzubeziehen.

Mittelwahl

Ferr. phos. D6 viertelstündlich im Wechsel mit

Natr. sulf. D6 stündlich. Stets im Beginn der Schmerzen zu nehmen.

Kal. chlor. D6 stündlich, wenn das erste akute Stadium vorüber ist, auch in chronischen Fällen mit Natr. sulf.

Kal. phos. D6, stündlich, bei steigendem Fieber.

Bei chronischem, sich wiederholendem Verlauf sei auf das jeweilige Konstitutionsmittel verwiesen. Weitere Mittel richten sich nach Zungenbelag, Erbrechen, Art der Schmerzen, Temperaturverlauf, Stuhl usw.

Unterstützende Maßnahmen

Im akuten Stadium strengste Bettruhe und ärztlichen Rat einholen. Besonders auf die Färbung des Urins achten. Wird dieser braun und färbt sich das Weiße im Auge leicht gelblich (nur bei Tageslicht sichtbar), so ist die Leber beteiligt (Arzt!). Tritt hohes Fieber oder gar Schüttelfrost auf, besteht Lebensgefahr (Gallenblasenvereiterung, Gefahr des Platzens). Zuerst feuchtwarme Umschläge auf Gallenblasengegend (im rechten Oberbauch), sofortiges Teefasten (Schafgarbe). Wadenwickel, Mundpflege, Darmeinläufe. Nach Abheilung knappe fett- und fleischarme Kost. Viel körperliche Bewegung in frischer Luft. Keine einengende Kleidung. Vermeiden von Alkohol und Bohnenkaffee.

GALLENSTEINKOLIK

Allgemeines

Steineinklemmung im Gallengang. Neben Geburtswehen der heftigste bekannte Schmerz. Ist dem Leidenden das Krankheitsbild durch Wiederholung bekannt, sind also andere schlimme Baucherkrankungen unwahrscheinlich, so feiert die biochemische Behandlung Triumphe mit sofortigem Einsatz von

Mittelwahl

Magn. phos. D6, alle drei Minuten je eine Gabe in heißem Wasser gelöst, bis der Schmerz nachläßt. Man kann hier unter Umständen schnellere Wirkungen als bei Morphium oder Atropin sehen.

Natr. sulf D6, stündlich, als Beigabe zu Magn. phos., auch sofort beginnen.

Ferr. phos. D6, viertelstündlich, wenn die heftigsten Krampfschmerzen abgeklungen sind und dann wie üblich eine Gallenblasenentzündung zu erwarten ist (siehe diese).

Im anfall- und entzündungsfreien Zeitraum sollte man den Versuch unternehmen, die Bildung neuer Steine zu verhindern. Folgender Kurplan wird vorgeschlagen:

1. Tag: Natr. phos. D6, im Wechsel mit
Natr. sulf. D6, je dreimal täglich.
2. Tag: Silicea D12, im Wechsel mit
Natr. sulf. D6, je dreimal täglich.

Diese Kur sollte mindestens 8 Wochen hintereinander durchgeführt werden. Sind Druckschmerzen, Schwellungsgefühl, in die rechte Schulter oder Rückenseite strahlende Schmerzen nach der Kolik zurückgeblieben (siehe Gallenblasenentzündung), so ist Ferr. phos. D6 zuerst, später Kal. chlor. D6 heranzuziehen.

Unterstützende Maßnahmen

Sehr heiße, oft gewechselte feuchte Kompressen (Gummiwärmflasche, Lehmbrei, Kartoffelbrei in Tuch) während der Kolik. Sofort fasten. Bettruhe. Später wie unter „Gallenblasenentzündung" weiterbehandeln.

GEBURT

Allgemeines

Hier bewähren sich die frühzeitig eingenommenen biochemischen Konstitutionsmittel. So wird ein Aufbrauch des mütterlichen Organismus verhindert, Schwangerschaft und Niederkunft erleichtert.

Mittelwahl

Vom 2. Schwangerschaftsmonat an

Calc. fluor. D6 und Calc. phos. D6, je dreimal täglich im Wechsel, verhindern Zahn- und Knochenschäden, sowie allgemeine Schwäche.

Magn. phos. D6, dreimal täglich, vom Beginn des neunten Monats an, und mit Beginn der ersten Wehen viertelstündlich, erleichtert den Geburtsvorgang.

Ferr. phos. D6, stündlich, sofort nach der Geburt, fördert die natürliche Rückbildung im Mutterleib.

Calc. fluor. D12, dreimal täglich, bei besonderer Erschlaffung der Gewebe und Neigung zu Senkungen.

Calc. phos. D6, fünfmal, zur Anregung der Milchabsonderung.

Natr. sulf. D6, fünfmal, hemmt übermäßige, von selbst abfließende Milchbildung.

GEDÄCHTNISSCHWÄCHE

Allgemeines

Ein häufiges Leiden des körperlich, geistig und seelisch überbelasteten modernen Menschen. In fortgeschrittenem Alter Folge von Arterienverkalkung und organischen Nervenleiden. Immer das Grundleiden, sowie die Konstitution in die Mittelwahl einbeziehen.

Mittelwahl

Kal. phos. D12, fünfmal täglich, sehr lange geben, bei allgemeiner sogenannter „nervöser Erschöpfung".

Ferr. phos. D6 im Wechsel mit Kal. phos. D6, je fünfmal täglich, bei Blutstauungen, Wallungen zum Kopf, besonders in den Wechseljahren der Frau.

Magn. phos. D6, stündlich, wenn Angstgefühle, krampfartige Kopfschmerzen vorherrschen. Als Begleitmittel.

Calc. phos. D6, fünfmal täglich, bei allgemeiner körperlicher Überanstrengung. Auch mit Kal. phos. im Wechsel.

Calc. fluor D12 und Silicea D12 im Wechsel, je zweimal täglich, wenn Arterienverkalkung die Ursache ist.

Unterstützende Maßnahmen

Alkohol und Nikotin, Aufpeitschung durch zu starken Tee oder Bohnenkaffee vermeiden. Viel Schlaf, Körperpflege, Entspannungsübungen. Kühle Wasseranwendungen.

GEHIRNERSCHÜTTERUNG

Allgemeines

Gehirnerschütterung gehört immer in ärztliche Obhut.

Mittelwahl

Kal. phos. D6, im Wechsel mit

Ferr. phos. D6, als erste Behandlung. Viertelstündlich.

Magn. Phos. D6, im Wechsel mit

Calc. phos. D6, je stündlich, bei Sehstörungen und Benommenheit.

Natr. sulf. D6, stündlich, wenn geistige Störungen bemerkbar werden.

GEHIRNSCHLAG (Schlaganfall)

Mittelwahl

Ferr. phos. D6, viertelstündlich, sowie der Betroffene wieder bei Bewußtsein ist.

Silicea D12, dreimal, nach einigen Tagen einzunehmen.

Kal. phos. D6, fünfmal, bei Lähmungserscheinungen neben Ferr. phos. D6.

Magn. phos. D6, wenn Krampferscheinungen auftreten. Stündlich.

GELBSUCHT

Allgemeines

Fast immer Anzeichen einer Lebererkrankung (zum Beispiel Entzündung). Beginnt im Weißen der Augen. Urin wird braun. Stuhl meist tonfarben hell. Gehört immer in ärztliche Hand!

Mittelwahl

Natr. sulf. D6, halbstündlich, biochemisches Hauptmittel, das immer zu geben ist. Besonders, wenn Erbrechen bitterer Massen oder von Galle, graubrauner bis graugrüner Zungenbelag vorhanden sind. Zusammenhang mit seelischen Erregungen deutet besonders auf dieses Mittel.

Ferr. phos. D6, viertelstündlich, wenn eine Leberentzündung als Ursache festgestellt wurde.

Kal. chlor. D6, halbstündlich, bei weißlichem oder grauem Zungenbelag, hellem Stuhl, Magenbeschwerden und Verstopfung.

Natr. mur. D6, halbstündlich, wenn Magenbeschwerden mit Zusammenlaufen salzig-sauren Speichels im Munde voraufgingen.

Natr. phos. D6, wenn heftiges Sodbrennen, saure Stühle vorherrschen, halbstündlich.

Kal. phos. D6, halbstündlich, wenn die Gelbsucht ein Begleitzeichen anderer schwerer Allgemeinkrankheiten ist (Typhus, Lungenentzündung, usw.).

Kal. sulf. D6, im Wechsel mit Magn. phos. D6, je halbstündlich, bei Hautjucken.

Unterstützende Maßnahmen

Streng an den vom Arzt gegebenen Diätplan halten! Als alte Volksheilmittel bewähren sich immer wieder Schafgarbentee und rohe oder geschmorte Johannisbeeren oder Gelee daraus.

GELENKENTZÜNDUNG

Allgemeines

Ein vielseitiger Begriff. Verletzungen, Infektion und Aufbrauch (Altersschäden) sind ursächlich beteiligt. Neben der immer notwendigen fachärztlichen Behandlung bewähren sich hier vor allem die biochemischen Konstitutionsmittel. Hier ist Geduld am Platze. Fast alle Gelenkentzündungen verlaufen sehr langsam. Da sie aber größtenteils die Neigung zur Versteifung haben, lohnt sich eine beharrliche Anwendung biochemischer Mittel immer. Auch bei der chronisch deformierenden Knie- und Hüftgelenkentzündung älterer Leute (Arthrosis deformans).

Mittelwahl

Ferr. phos. D6, in allen akuten Entzündungszuständen (Gelenk heiß!), gleich welcher Herkunft. Viertelstündlich.

Kal. chlor. D6, bei Schmerz nur in Bewegung. Sofort einzusetzen, wenn Gelenk einen inneren Erguß (Gelenkwasser) zeigt. Halbstündlich.

Calc. phos. D6 bis D12, als Beimittel bei tuberkulösen Gelenkentzündungen. Fünfmal täglich, lange geben. Auch nach Dr. Schüßler bei Schleimbeutelentzündung der Kniegelenke und bei „Wasser im Kniegelenk".

Natr. mur. D6, fünfmal täglich, zur Aufsaugung wäßriger Ergüsse in jedem Falle angezeigt.

Silicea D12, neben Calc. phos. bei tuberkulösen Gelenkentzündungen, auch bei rachitischen und eitrigen, dreimal.

Calc. fluor. D12, dreimal, besonders bei passender Konstitution, wenn Verhärtungen im Bereich des entzündeten Gelenkes vorhanden. Bei Altersleiden.

Natr. phos. D6 und Magn. phos. D6, je dreimal täglich im Wechsel bei tuberkulösen Entzündungen, vor allem der echten Gicht.

GELENKRHEUMATISMUS

Allgemeines

Im akuten fieberhaften Fall meist eine entzündliche Erkrankung jüngerer Jahre mit Befall des gesamten Gelenksystems, fast immer Herzbeteiligung, auch Rippenfellentzündung. Ursache oft Mandelvereiterung oder verborgene Zahnwurzeleiterungen bei nervtoten, nicht schmerzenden Zähnen. Bei mangelhafter Behandlung wird das Leiden chronisch. Es kann jedoch auch schleichend und chronisch beginnen, befällt dann auch das höhere Alter und führt oft zu schwerem Siechtum. Die rheumatische Herzentzündung ist Hauptursache aller Herzklappenfehler. Klinische Behandlung aller akuten Fälle notwendig.

Mittelwahl

Fer. phos. D6, viertelstündlich, sofort bei Einsetzen der Entzündung. Bei Schmerz, der sich durch Bewegung und nachts verschlimmert. Besserung durch Wärme.

Kal. chlor. D6, viertelstündlich, wenn Ferr. phos. keine Linderung brachte. Zunge weißlich bis grau belegt. Schmerz besonders bei schon geringer Bewegung verstärkt oder dann nur empfunden. Auch in chronischen Fällen. Dann fünfmal.

Kal. sulf D6, halbstündlich, bei wanderndem Rheumatismus. Schmerz „springt" von Gelenk zu Gelenk. Verschlimmerung abends und nachts im geheizten Raum. Frischluft bessert. Ist das Bild fieberhaft, immer Ferr. phos. zusammen, auch mit Magn. phos.

Natr. mur. D6, bei gedunsenen blassen Kranken, die viel schwitzen. Gelenke knacken. Bei schmerzloser teigiger Schwellung. Fünfmal.

Silicea D12, dreimal, wenn starker Hand- und Fußschweiß auftritt.

Natr. phos. D6, wenn stark sauer riechende Schweiße auftreten. Halbstündlich. Hauptmittel mit Silicea, wenn das akute Stadium vorüber ist. Je dreimal täglich.

Magn. phos. D6, alle zehn Minuten, wenn sich die Schmerzen zur Unerträglichkeit steigern. Gelenke vertragen den Druck der Bettdecke nicht mehr.

Kal. phos. D6, halbstündlich, statt Ferr. phos. oder mit diesem zusammen, wenn gleich anfangs höheres Fieber auftritt (über 39°) bei Beteiligung des Herzens. Wenn Schmerz im Anfang der Bewegung stärker als während derselben. Glieder wie lahm. Auch in chronischen Fällen, dann fünfmal.

Calc. phos. D6, besonders wenn konstitutionell passend, Hauptmittel beim chronischen Gelenkrheumatismus, zur Nachbehandlung in der Genesung, lange geben. Gelenke kribbeln, leicht kalt und taub. Witterungswechsel, jeder Luftzug verschlimmert. Fünfmal.

Unterstützende Maßnahmen

Soweit vom Arzt nicht anders verordnet, im akuten fieberhaften Fall anfänglich einige Rohobstsafttage, bei fortdauerndem Fieber und Entzündungszustand Übergang zu ausreichender kochsalz- und fleischfreier milder Ernährung. Viel Obst. Immer Bettruhe und kranke Gelenke möglichst bequem lagern. Auf die Gelenke heißes Öl streichen, darum locker ungewaschene Schafwolle, darüber Wollschal wickeln. Besonders sorgfältige Mund- und Darmpflege.

GERSTENKORN siehe „Augenleiden“

GESICHTSSCHMERZ (Neuralgie)

Allgemeines

Ursache oft ungeklärt. Manchmal durch Zahnschäden, Kiefer- oder Stirnhöhleneiterung bedingt. Auch unter Beteiligung nervöser Ursachen. Gründliche Ursachenklärung durch Facharzt. Immer Behandlung des ganzen Menschen anstreben!

Mittelwahl

Ferr. phos. D6, bei heißem, rotem Gesicht. Bei Folge von Erkältung. Stechender Schmerz, der sich bei Hitze, Bewegung, Erschütterung und Bücken verschlimmert. Verlangen nach Kühle, die bessert. Wenn Erbrechen dabei. Alle fünf bis zehn Minuten.

Kal. phos. D6, wenn Neuralgie durch seelische Erregungen ausgelöst wurde. Betrifft schwächliche, nervöse, blasse und allgemein empfindliche Menschen. Kann mit Ferr. phos. je viertelstündlich im Wechsel genommen werden. Nach dem Anfall ausgesprochene Hinfälligkeit.

Magn. phos. D6, bei krampfigen, schießenden, stechenden, den Nervenfasern folgenden, umherspringenden Schmerzen. Besserung durch Wärme und festen Druck. Kranker wird bei leiser Berührung wild. Alle zehn Minuten eine Tablette in heißem Wasser gelöst.

Natr. mur. D6, besonders wenn konstitutionell passend. Bei gedunsenem, blassem Gesicht mit Tränensäcken. Periodisch wiederkehrende Schmerzen von brennendem Charakter. Scharfe Absonderung von Speichel, Tränen, Erbrechen von reichlich Magensaft. Paßt besonders, wenn Schmerzen nach Ohr und Zähnen ausstrahlen. Viertelstündlich.

Natr. sulf. D6, bei bitterem Mundgeschmack, Verschlimmerung bei feuchtem Wetter und Witterungsumschlägen. Schlimmer in nebligen, wasserreichen, feuchten Gegenden. Besserung durch Ruhe. Viertelstündlich.

Calc. phos. D6, bei reißenden Schmerzen, die mit Kribbeln und Taubheitsgefühl einhergehen. Schlimmer in der Ruhe, besonders nachts, bei schlechtem, wechselndem Wetter. Konstitution beachten. Fünfmal.

Silicea D12, wenn Schmerz vom Hinterkopf zum Gesicht hin ausstrahlt, mit periodischem Auftreten, abend- und nächtlicher Verschlimmerung. Warmes Einhüllen des Kopfes bessert. Ebenso feuchtwarme Umschläge.

Besondere Beziehungen zur rechten Gesichtshälfte werden beschrieben bei Calc. phos. und Magn. phos., zur linken bei Ferr. phos., Kal. chlor., Natr. sulf.

Nachdem das Leiden sich leider öfter wiederholt, ist das Mittel, das sich einmal wirklich bewährt hat, in der anfallfreien Zeit lange dreimal täglich weiterzunehmen.

Unterstützende Maßnahmen

Immer müssen allgemeine Maßnahmen die biochemische Behandlung begleiten. Hier liegt das Bedürfnis für eine gründliche Entschlackung (zum Beispiel durch Saftfasten, Schrothkur) vor. Einstellung der Ernährung auf eine möglichst fleischfreie, kochsalzarme, nicht reizende und leicht abführende Kost. Häufige Darmeinläufe. Hautpflege mit Waschungen und Trockenbürsten. Im Anfall häufig gewechselte kalte Waden- beziehungsweise Rumpfwickel.

Später täglich Wechselfußbäder. Nicht mehr rauchen! Kein Alkohol. Bohnenkaffee kann ausnahmsweise als Heilmittel versucht werden!

GICHT

Allgemeines

Eine heute seltene, durch Harnsäureüberladung des Blutes hervorgerufene, sehr schmerzhafte entzündliche Gelenkerkrankung, oft fieberhaft, besonders der Hände und Füße (Podagra).

Mittelwahl

Ferr. phos. D6, im Wechsel mit Natr. phos. D6, je alle zehn Minuten während des Anfalles, bei Fieber und Schmerzhaftigkeit.

Natr. phos. D6, alle zehn Minuten, mit

Silicea D12, dreimal täglich im Anfall ohne Fieber, bei sauren Schweißen und dunklem Urinsatz.

Calc. phos. D6, fünfmal, bei chronischer Gicht, und wenn die Schmerzen bei Wetterwechsel auftreten oder sich verschlimmern.

Calc. fluor. D12, fünfmal, zur Aufsaugung der harten Gichtknoten.

Natr. mur. D6, bei knackenden, schmerzenden Gichtikergelenken, mit teigiger, blasser Schwellung. Schweißneigung. Fünfmal täglich.

Unterstützende Maßnahmen

Der Gichtiker kaufe sich eine Nahrungsmitteltabelle und vermeide alle stark harnsäurebildenden Kostbestandteile. Vor allem innere Organe (Leber, Niere usw.), aber auch die eiweißreichen Hülsenfrüchte. Wenn dann auch Pellkartoffeln mit Quark sein Sonntagsessen werden, dann erkauft er sich so ein wieder gesundes Leben. Die örtliche Behandlung deckt sich mit der unter „Gelenkrheumatismus" angegebenen.

GRIPPE (Influenza)

Allgemeines

Eine besonders durch ihre Begleit- und Folgekrankheiten lebensgefährliche, meist in periodischen Epidemien auftretende Viruskrankheit. Entspricht in abgeschwächter Bedeutung etwa der Pest des Mittelalters. Die katarrhalischen Erkältungskrankheiten der Übergangsmonate, die fälschlicherweise mit Grippe bezeichnet werden, haben glücklicherweise mit der zu fürchtenden echten Grippe wenig zu tun. So ist es auch zu erklären, daß diese Kranken trotz der so beliebten Vorbeugungsmaßnahme, sich unter Alkohol zu setzen, die Erkrankung meist rasch überstehen.

Mittelwahl

Kal. phos. D6, halbstündlich, hat sich in einer der vergangenen Epidemien echter Influenza außerordentlich bewährt. Es ist das biochemische Grippemittel.

Natr. sulf. D6, zweistündlich, zur Vorbeugung von Nachkrankheiten.

Ferr. phos. D6, tritt bei der echten Grippe in den Hintergrund, leitet dagegen die Behandlung der fieberhaften leichteren allgemeinen Erkältungskrankheiten ein, besonders wenn die Temperatur unter 39° bleibt und trotz roten Fiebergesichtes das Denken klar bleibt. Alle zehn Minuten.

Kal. chlor. D6 löst Ferr. phos. ab, wenn dieses angezeigt war und die Krankheit ihren Höhepunkt überschritten hat.

Unterstützende Maßnahmen

In Zeiten echter Grippe immer Arzt holen. Kranken nicht schwitzen lassen, da Gefahr des Zusammenbruchs. Alkohol nützt nichts, schadet dagegen oft noch. Leichte Kost, häufig gewechselte Wadenwickel, Einläufe und gutes Lüften des Krankenzimmers sind zu empfehlen. Sonst alleräußerste Schonung!

GRÜTZBEUTEL (Balggeschwulst)

Allgemeines

Durch Talgdrüsenverstopfung meist in der behaarten Kopfhaut hervorgerufene schmerzlose Beulenknoten von Erbsen- bis Eigröße.

Mittelwahl

Ein Versuch mit Silicea D 12 hat sich hier schon oft gelohnt und die sonst übliche Operation erspart, dreimal täglich. Bei harten Grützbeuteln dazu Calc. fluor. D 12, ebenfalls dreimal.

GÜRTELROSE

Allgemeines

Beruht auf einer vom Rückenmark ausgehenden Nervenentzündung. Macht sich durch Bläschenausschlag (oft gürtelförmig, fast immer halbseitig) auf der Haut und Neuralgien, Brennschmerz, Taubheitsgefühl im Bereich des befallenen Nervenastes bemerkbar.

Die Behandlung der Nervenbeschwerden deckt sich mit den Angaben unter „Gesichtsschmerz“, „Ischias“ und „Kopfschmerz“.

Mittelwahl

Das am besten passende Mittel im Stadium der aufgetretenen Bläschen ist Natr. mur. D6, zweistündlich.

Unterstützende Maßnahmen

Die Bläschen sollen zum Abtrocknen gebracht werden. Daher keine Salbe benutzen, da sich die Blasen durch das Bestreichen leicht eitrig infizieren können. Daher nur sauber trocken zum Schutz abdecken!

HAARAUSFALL

Mittelwahl (zu versuchen):

Kal. phos. D12, bei fleckenförmigen, rundem Haarausfall, fünfmal täglich, im Wechsel mit Natr. sulf. D6.

Natr. mur. D6, fünfmal, im Wechsel mit Silicea D12, dreimal, bei starkem Abschuppen der Kopfhaut. (Konstitution!)

Silicea D12, dreimal täglich, bei juckender, überempfindlicher Kopfhaut.

HALSENTZÜNDUNG, Mandelentzündung, Angina

Meist wird darunter eine akute oder chronische Mandelentzündung verstanden. Nichts beweist die Richtigkeit der Ganzheitsbetrachtung des gesunden und kranken Menschen besser als dieses Krankheitsbild. Eindeutig erkannt ist der Zusammenhang dieser Krankheit mit voraufgehenden seelischen Persönlichkeitsstörungen, ihre Abhängigkeit von der erblichen und konstitutionellen Anlage, ihre Bedeutung betreffs nervöser und körperlicher krankhafter Veränderungen als Fernwirkungen.

Über die Bedeutung der Rachen- und der Gaumenmandeln herrscht in der Forschung noch Unklarheit. Daß sie aber einen entscheidenden Ort im Körpergeschehen darstellen, lehrt die tägliche Erfahrung. Einer kritiklosen Mandeloperation das Wort zu reden, verbietet sich daher, so lebensrettend sie sich manchmal erwiesen hat.

Die Mandelentzündung ist immer als ernste Krankheit zu werten, erfordert immer äußerste Schonung und Bettruhe, nicht wegen der wenigen fieberhaft-schmerzreichen Tage, sondern um ihrer Folgen willen. Einige mögliche seien erwähnt: Herzentzündung (Ausheilung oft mit Klappenfehler), Gelenkrheumatismus, Nierenleiden, Rippenfellentzündung, Nervenentzündung und die tragischste, die allgemeine Blutvergiftung (Sepsis). Oft sind diese Folgekrankheiten nur ganz angedeutet oder rasch vorübergehend festzustellen. Sie äußern sich dann in einer hochgradigen Schwäche nach einem völlig unbedeutenden Krankheitsbild der Mandeln. Erschwerend kommt hinzu, daß eine eitrige Mandelentzündung, in der Tiefe des Gewebes verlaufend, nicht sichtbar zu werden braucht, daß tiefe Eiterherde jahrelang einen schweren Gelenkrheumatismus aufrechterhalten können, ohne daß den Mandeln etwas anzusehen ist. Auch der Zusammenhang mit Rachen, Luftröhre, Lunge zwingt uns zu höchster Aufmerksamkeit. Wer zu Schluckbeschwerden neigt, besonders Kinder, sollte jahrelange Behandlung in Kauf nehmen in Anbetracht der Bedeutung kranker Mandeln im Gesamtgeschehen des Organismus.

Die biochemische Konstitutionsbehandlung in Verbindung mit sorgfältigster Mittelwahl hat hier sehr weittragende Bedeutung.

Mittelwahl

Ferr. phos. D6, im Wechsel mit Kal. chlor. D6, je viertelstündlich im Wechsel, wenn im Beginn einer Mandelentzündung flammende Rötung, Schwellung der Mandeln und Trockenheit des Rachens besteht. Kopf ist dann meist rot, Nasenatmung erschwert. Besonders bei fieberhaften Bildern.

Kal. chlor. D6, viertelstündlich, wenn Mandeln oder Rachen weißgrauschleimig belegt. Weißlicher Schleim fließt von oben in Strähnen den Rachen hinab. Auch in chronischen Fällen; dann genügen fünf Gaben täglich, eventuell neben dem passenden Konstitutionsmittel.

Kal. phos. D6, halbstündlich, bei stinkender Mundausdünstung, geschwürigen Oberflächen großer schmerzhafter Mandeln.

Natr. mur. D6, bei glasig-durchsichtigem, gequollenem Zustand. Zäpfchen aufgetrieben. Hustenreiz. Als wichtiges Konstitutionsmittel in D12 bei mageren, blonden, sensiblen Typen. Wenn bei diesen Mandeln und äußerlich tastbare Halsdrüsen besonders hart, mit

Calc. fluor. D12, dreimal, zu kombinieren.

Calc. phos. D6 und D12, bei chronischer Mandelschwellung und -reizbarkeit, wenn sonst passend, wichtiges Konstitutionsmittel (Potenzwechsel). Besonders bei Kindern mit oft den Blick zum Rachen verdeckenden großen, weichen empfindlichen Mandeln und Halsdrüsen. Kinder haben den Mund stets offen, haben blöden Ausdruck, Wucherungen in der Nase, werden unaufmerksam in der Schule, klagen über Schluckschmerzen und Schwerhörigkeit. Auch beim chronischen Rachenkatarrh Erwachsener monate- bis jahrelang zu nehmen. Dreimal täglich.

Natr. phos. D6, bei Vorliegen oder Gefahr gelenkrheumatischer Erscheinungen, auch bei chronischer Mandelschwellung. Bei den ersten derartigen Entzündungsmerkmalen sofort viertelstündlich mit Ferr. phos. im Wechsel. Besonderer Hinweis ist sauer riechender Schweiß.

Natr. sulf. D6, wenn Drang zum Speichelschlucken trotz Schmerz vorhanden. Mandeln und Zäpfchen sind entzündet, können kleine Geschwüre zeigen. Halbstündlich.

Magn. phos. D6, wenn der ganze Rachen und die Mandeln (besonders rechts, obgleich einseitige Anginen nur sehr selten vorkommen!) rot und geschwollen sind. Bei einseitiger chronischer schmerzloser Mandelgeschwulst und Verhärtung mit Calc. fluor. im Wechsel sehr bewährt.

Silicea D12, tiefgreifendes Konstitutionsmittel, auch bei Kindern, beim chronischen Nasenrachenkatarrh mit vorherrschendem Trockenheitsgefühl der Schleimhäute. Dreimal täglich.

Silicea D6, zum Erweichen und Zusammenziehen von Mandelabszessen. Hat sich Eiter entleert, auf D12 übergehen. Zweistündlich.

Calc. sulf. D6, ergänzt nach Eiterdurchbruch neben Silicea D12 die Abheilung der Entzündung.

Unterstützende Maßnahmen

Bei dieser oft so heimtückischen verbreiteten Krankheit kann nicht genügend Vorsicht walten. Immer Bettruhe, auch in leichten Fällen, selbstverständlich sofort bei geringstem Fieber. Nach Abfall der Körpertemperatur noch ebenso viele Tage im Bett bleiben, wie das Fieber dauerte. Feuchter, kühler Halswickel (nie mit undurchlässiger Zwischenlage!), Wadenwickel, Mundspülen mit Salbeitee (wesentlich besser als Kamille). In chronischen Fällen mit Trockenheit der Schleimhäute sehr starke warme Kochsalzlösung zum Spülen. Das übliche „Gurgeln" ist falsch. Das entzündete Gebiet braucht Ruhe. Daher zarte, aber möglichst tiefe ruhige Spülungen, bis zum Gefühl des Schluckenmüssens. Beim geringsten Diphterieverdacht (weißliche Beläge, besonders, wenn sie das Gebiet der eigentlichen Mandel überschreiten!) Arzt benachrichtigen.

HÄMORRHOIDEN

Bei Hämorrhoidenblutungen siehe unter „Blutungen".

Mittelwahl

Calc. fluor. D12, Silicea D12, je dreimal täglich im Wechsel zu nehmen, kräftigen infolge ihrer Beziehung zum Bindegewebe besonders dessen elastischen Anteil.

Ferr. phos. D6, bei blauroten, entzündeten, leicht blutenden Knoten mit starken Schmerzen. Viertelstündlich. Sehr gut ist Ferr. phos.-Salbe.

Magn. phos. D6, alle fünf Minuten eine Gabe in heißem Wasser bei schmerzhaftem Schließmuskelkrampf. Bei schmerzhaften, nicht entzündeten Knoten.

Silicea D12, wenn der Schließmuskelkrampf nicht so ausgesprochen ist

(„Stuhl schlüpft zurück"), mehr Austreibungsschwäche des Enddarmes. Angezeigt bei Stechen, Jucken und Afterbrennen.

Natr. sulf D6, als wenn der Bauchinhalt hinten hinaus wollte, mit Hitzegefühl im Unterleib. Halbstündlich.

Natr. mur. D6, als Konstitutionsmittel; bei schleimig-wäßriger Absonderung des Afters, stechenden, juckenden, ätzenden Schmerzen. Bei hartnäckiger Verstopfung Natr. mur. D3, fünfmal.

Natr. phos. D6, fünfmal täglich, bei Magenübersäuerung. Wenn Hämorrhoiden durch harten, knolligen Stuhl bedingt.

Calc. phos. D6, fünfmal täglich, bei Schwächlichen, Blutarmen und im Alter, besonders wenn außer Jucken keine Störungen.

Unterstützende Maßnahmen

Zuerst Stuhlregelung mit schlackenreicher, milde abführender Kost (morgens „Müsli", eingeweichte Backpflaumen). Bei Beschwerden kalte Tauchsitzbäder, bei Afterkrampf heißes Bad oder Sitzbad.

HAUTAUSSCHLÄGE

siehe unter „Ausschläge", „Absonderungen", „Flechten"

HAUTJUCKEN

Allgemeines

Nervöse Ursachen, oft bei älteren Menschen, oder Begleiterscheinung von Hautleiden, Zuckerkrankheit, Gelbsucht. Bei Unterleibsjucken der Frau Urin auf Zucker untersuchen lassen, sonst Ursache in Fehlfunktion innersekretorischer Drüsen. Immer Ursachen klären lassen.

Mittelwahl

Magn. phos. D6, stündlich, bei Hautjucken jeder Herkunft.

Silicea D12, dreimal, im Wechsel mit Natr. phos. D6, fünfmal, bei Neigung zu sauren Schweißen.

Calc. phos. D12 (viel Geduld!), beim Hautjucken schwächlicher, blasser alter Leute. Fünfmal.

Calc. fluor. D12, bei rissiger, trockener, dünner Haut, Wärmeverschlimmerung. Bei alten Leuten.

Siehe besonders auch Konstitutionsmittelbilder durch.

HEISERKEIT

Mittelwahl

Ferr. phos. D6, viertelstündlich, im Wechsel mit Kal. chlor. D6, halbstündlich, bei akuter Erkältung.

Ferr. phos. D6, viertelstündlich, bei Überanstrengung der Stimmbänder; Kal. phos. D6 und Magn. phos. D6 haben sich dabei zusätzlich bewährt.

HERZERWEITERUNG

Allgemeines

Folgezustand von Herzklappenfehlern, Bluthochdruck, Lungen- und Nierenleiden.

Mittelwahl

Calc. fluor. D12, stärkt die überbeanspruchten Herzmuskelfasern. Fünfmal täglich.

Kal. phos. D6, fünfmal, bessert Ernährung und Durchblutung des Herzmuskels.

HERZKLAPPENFEHLER

Allgemeines

Ist ein solcher gestgestellt, kann die biochemische Behandlung, lange Zeit durchgeführt, einen sehr fördernden Einfluß auf die verbliebene Herzkraft ausüben.

Mittelwahl

Calc. fluor. D12, fünfmal täglich, ist grundsätzlich zu nehmen.

Kal. phos. D6, fünfmal, stärkt die Kraft des Herzmuskels.

Calc. phos. D6, bei Blutarmen, Schwächlingen, fünfmal.

Silicea D12, dreimal bei dem entsprechenden Konstitutionstyp.

Unterstützende Maßnahmen

Sehr viel Ruhe und rationelle Tageseinteilung unter Ausschaltung aller „Luxusbelastung“ des Organismus (Sport, Tanz, Vergnügungen). Knappe, flüssigkeits- und salzarme Ernährung. So mager sein, wie es irgend geht bei gutentwickelter Muskulatur. Hautpflege durch kühle Ganzwaschungen, Trockenbürsten der Haut, Luft- und kurze Sonnenbäder. Nicht rauchen, keinen Alkohol. Äußerste Regelmäßigkeit. Bei Herzklopfen, Herzunruhe kalte Herzkompresse, auch nachts.

HERZKLOPFEN, nervöses (Herzneurose)

Allgemeines

Durch eingehende Untersuchung ist zunächst zu klären, ob kein organischer Herzschaden die auslösende Ursache ist. Das rein nervöse Herzklopfen jedoch ist heute ein sehr verbreitetes Leiden im Rahmen der nervösen Zeiterkrankung. Es leuchtet ein, daß jede medikamentöse Behandlung nur eine zusätzliche sein kann zu einer umfassenden inneren und äußeren Lebensumstellung mit der Richtung auf allgemeine Beruhigung und Entspannung.

Mittelwahl

Magn. phos. D6, alle fünf Minuten eine Gabe in heißem Wasser genommen, hat sich oft als ausgezeichnetes Herzberuhigungsmittel bewährt.

Kal. phos. D6, als Dauermittel bei Patienten mit nervöser Erschöpfung. Potenzwechsel auf D12 wochenweise zu empfehlen. Bei unklaren Angstzuständen, Engegefühl um Herz und Brust, schreckhaften Träumen, Depressionen, Gedächtnisschwäche. Fünfmal täglich.

Calc. phos. D6 bis D12. fünfmal täglich, bei Blutarmen, Schwächlichen, Abgemagerten. Angstgefühl, plötzliche Schwäche, Zittern der Knie.

Ferr. phos. D6, wenn Herzklopfen nach körperlicher Anstrengung (Treppensteigen) mit Blutandrang zum Kopf auftritt. Auch bei Blutarmen. Fünfmal täglich.

Natr. mur. D6 (siehe Arzneimittel- und Konstitutionsbild), bei entsprechendem Gesamtbilde: Herzklopfen beim Liegen auf der linken Seite, Herz setzt aus, überschlägt sich, kalte, bläuliche Hände und Füße. Fünfmal.

Natr. sulf D6, bei deutlichem Druck in der Herzgegend, allgemeinem Unbehagen und "Kribbeligkeit", Unruhe, fünfmal.

Kal. sulf. D6, wenn man nachts mit Herzklopfen erwacht! Geschlossener Raum beengt, man reißt Fenster auf. Fünfmal, im Anfall alle zehn Minuten.

Kal. chlor. D6, bei ausgesprochener Verschlimmerung des Herzklopfens beim Bewegen, sofortiger Beruhigung danach. Fünfmal.

Natr. phos. D6, ähnlich wie Natr. mur. und Kal. chlor, Puls klopft im ganzen Körper.

Unterstützende Maßnahmen

Oft hilft ein Schluck kalten oder heißen Getränkes, eine kalte Herzkompresse oder eine warme. Ausprobieren! Bei nächtlichem Herzklopfen bewährt sich oft eine lauwarme Ganzwaschung, wonach man noch naß das Nachthemd überzieht und so ins angewärmte Bett geht. Wadenwickel, langdauernde mäßig warme Fußbäder vor dem Schlafengehen lohnen ebenfalls den Versuch. Grundsätzlich ist eingehende ärztliche Beratung mit dem Ziel der Beseitigung der Ursachen erforderlich.

HERZKRÄMPFE (Herzangst, Angina pectoris)

Allgemeines

Unbestimmter, mit Angstgefühl einhergehender, meist in den linken Arm ausstrahlender Schmerz in der Herzgegend. Oft dabei Beklemmung, Steingefühl des Herzens, Atemnot, Hautblässe. Entsteht durch Durchblutungsstörungen des Herzmuskels infolge Krampfes oder anderweitiger Verengung der sogenannten Kranzgefäße des Herzmuskels. Heute sehr häufig ein Zeichen allgemeiner nervöser Verkrampfung durch Überbelastung, fehlende Ausspannungsmöglichkeit, Angst, übermäßiges Rauchen, aber auch bei Verfettung, Arterienverkalkung und geblähtem Bauch. Die jeweilige Ursache muß sorgfältig ermittelt werden.

Mittelwahl

Magn. phos. D6, alle drei Minuten eine in heißem Wasser gelöste Tablette.

Kal. phos. D6, im Anfall zusammen, und ebenso häufig wie Magn. phos., wenn nervöse Ursache festgestellt ist. Als Dauermittel beim Herzmuskelschaden und allgemeiner Persönlichkeitsverkrampfung, Verschlimmerung bei Depressionen, Ärger, Erregung, Ohnmachtsneigung. Fünfmal.

Calc. phos. D6, bei Blutarmen, Schwächlichen. Fünfmal.

Kal. sulf. D6, bei schnellem, stark klopfendem Puls, Ängstliche, traurige Stimmungslage, Anfall tritt in geschlossenen Räumen, in Wärme und abends auf. Muß Fenster aufreißen. Im Anfall mit Magn. phos.

Silicea D12, bei schlecht genährten nervösen Schwächlingen (Konstitutionsbild!), die nichts vertragen. Verschlimmerung bei Mondwechsel. Zusammenhang mit aufhörendem Fußschweiß.

Unterstützende Maßnahmen

Im Anfall, so schnell es geht, den Krampf der Herzgefäße lösen. Bestes Mittel ist das ansteigende Armbad. Unterarm in entsprechende Schüssel mit warmem Wasser halten, heißes Wasser bis zur Erträglichkeitsgrenze allmählich zuschütten. Bei Schweißausbruch abbrechen und Arm in Wollschal einhüllen. Bettruhe. Oft hilft ein ähnliches Bad beider Füße und Unterschenkel. In den meisten Fällen lindert auch eine sehr heiße, oft erneuerte Herzkompresse.

In der anfallfreien Zeit alle blähenden Speisen vermeiden, tägliche Armbäder wie oben, Pflege des Hautkreislaufes durch gelinde Bürstenmassage, und vor allem Erziehung zu nervlicher Entspannung und seelischer Gelöstheit. Alkohol und Nikotin meiden. Beim Auftreten der ersten Anfälle oder ihrer Vorboten längerer Sanatoriumsaufenthalt anzuraten.

HERZSCHWÄCHE, Herzmuskelschwäche

Allgemeines

Gehört in jedem Falle in ärztliche Hand. Biochemische Mittel können jedoch die angewandten Maßnahmen wirksam unterstützen.

Mittelwahl

Kal. phos. D6 wird als biochemisches Herzmittel in diesen Fällen bezeichnet und ist immer zuerst anzuwenden. Auch wenn die Herzschwäche als Folge fieberhafter Zustände eintritt, oder bei Herzverfettung, halbstündlich.

Natr. mur. D6, besonders im Anschluß an fieberhafte Erkrankungen, im Wechsel mit Kal. phos.

Calc. phos. D6, bei chronischer Herzmuskelschwäche zur Kräftigung. Dreimal täglich.

HEUFIEBER, HEUSCHNUPFEN

Allgemeines

Beruht auf einer Überempfindlichkeit der Schleimhäute der oberen Luftwege gegenüber dem Blütenstaub oder Teilchen gewisser Pflanzen und Gräser. Diese Anlage ist oft ererbt. Die biochemische Behandlung zielt auf eine Umstimmung der Gesamtkonstitution. Die entsprechenden Mittel

müssen daher sehr lange und gewissenhaft eingenommen werden. Besonders ist entsprechend den Konstitutions- und Arzneimittelbildern unter anderem zu empfehlen: Natr. mur. D6 bis D12.
Im akuten Zustand mit Fieber, Schnupfen, Rachen- und asthmatischem Bronchialkatarrh hat sich bewährt:

Mittelwahl

Ferr. phos. D6, im viertelstündlichen Wechsel mit
Natr. mur. D6.
In hartnäckigen Fällen ist Ferr. phos. durch Kal. phos. zu ersetzen.
Magn. phos. D6, bei krampfhaftem Niesen und Asthmaerscheinungen, alle zehn Minuten als Zwischenmittel.

HEXENSCHUSS siehe Muskelrheumatismus

HÜHNERAUGEN

Allgemeines

Entstehen durch falsche Belastung der Füße in ungünstigem Schuhwerk. Behandlung hier ansetzen! Zum Erweichen heiße Seifenbäder. Biochemisch:

Mittelwahl

Calc. fluor. D6, zweistündlich im Wechsel mit
Silicea D12, zweistündlich.

HUSTEN

Allgemeines

Ist keine selbständige Krankheit, sondern immer ein Symptom einer Erkrankung der oberen oder inneren Luftwege. Langdauernder Husten wird immer zum Arzt führen. Seine Art und besonderen Kennzeichen, seine begleitenden Umstände leiten uns jedoch bei der biochemischen Mittelwahl auch schon, ehe die genaue Diagnose gestellt werden konnte.

Mittelwahl

Ferr. phos. D6, Husten trocken, schmerzhaft, kurz, scharf, etwas krampfhaft ohne Auswurf. Oft mit Speiseerbrechen, unwillkürlichem Urinabgang. (Anfangsmittel bei akutem Bronchialkatarrh oder Brustfellentzündung.) Blutandrang zur Brust und Beklemmungen. Alle fünf bis zehn Minuten.

Natr. mur. D6, bei trockenem Kitzelhusten, hellem, glasigem Auswurf, Wundheitsgefühl in Rachen und Luftröhre. Stechen im Oberbauch. (Mit Kal. phos.) Gut im Wechsel mit Ferr. phos. im Beginn von Katarrhen, wenn nach dem Hinlegen in Bettwärme Kitzel im Rachen zu quälendem Dauerhusten reizt.

Magn. phos. D6, bei Krampfhusten, besonders nachts, wenn die beiden oben genannten Mittel keine Linderung brachten. Hochwürgen zähen Magenschleimes. Alle fünf Minuten eine Gabe in heißem Wasser.

Kal. chlor. D6, bei weißlich-grauem, zähem, fadenziehendem, undurchsichtigem schwer löslichem Auswurf. Schleimerbrechen vom Magen. Halbstündlich.

Kal. sulf. D6, befördert mit Kal. chlor. die Lösung des Auswurfes (gelbschleimig, eitrig). Frische kühle Luft bessert, Verschlimmerung abends und im Zimmer. Starkes Rasseln auf der Brust, auch ohne wesentlichen Hustenreiz. Halbstündlich.

Calc. phos. D6, hühnereiweißartiger Auswurf. Als Zwischenmittel bei großblasigem Rasseln in der Brust. Dreimal.

Natr. phos. D6, bei gelbem, rahmigen, eitrigem Auswurf.

Natr. sulf. D6, Auswurf grünlich, zäh, oft dick. Nachts trockener Husten, morgens asthmatische Erscheinungen. Verschlimmerung in feuchtkühler Luft.

Silicea D12, bei eitrigem, manchmal grünlichem Auswurf, Wundheitsgefühl in der Brust mit dauerndem Hüsteln. Dreimal.

Calc. sulf. D6, immer bei blutig-eitrigem Auswurf, auch bei grünlich dickem, stinkendem. Fünfmal.

Kal. phos. D12, bei chronischem Hüsteln, „Anstoßen“ als nervösem Zeichen. Bei stinkendem Auswurf.

Calc. fluor. D6, stündlich, bei Bellhusten mit Auswurf kleiner gelber Klümpchen.

Unterstützende Maßnahmen

Siehe unter „Bronchialkatarrh“

INFLUENZA siehe „Grippe“

INSEKTENSTICHE

Mittelwahl

Die Stichstelle anfeuchten (Speichel), sofort einige Körnchen Kochsalz (Natr. mur.) daraufstreuen. Innerlich bei größeren Quaddeln alle fünf

Minuten Natr. mur. D3 bis D6. Bei Verdacht, daß Blutvergiftung entstehen könnte, gleich mit Kal. phos. D6, in sehr häufigem Wechsel mit Natr. mur. beginnen. (Siehe weiter unter „Blutvergiftung".)

ISCHIAS

Allgemeines

Kann sehr vielseitige Ursachen, darunter recht unangenehme, haben. Stets rechtzeitige Klärung durch den Arzt erforderlich. Man gebe sich daher nie mit der Feststellung zufrieden, man habe „Ischias", „Beinrheuma" oder dergleichen, sondern betrachte derartige Beschwerden stets nur als ein Anzeichen verborgener Erkrankungen in Bein, Hüfte, Unterleib und Wirbelsäule. Dementsprechend werden die unten angegebenen Arzneimittelanzeigen nur durch das Symptom Ischias geleitet. Die entsprechende Grundkrankheit steht natürlich im Brennpunkt der Behandlung.

Mittelwahl

Magn. phos. D6, bei schießenden, bohrenden, stechenden Schmerzen, die durch festen Druck und Wärme gebessert werden, leichte Berührung verschlimmert. Viertelstündlich.

Kal. phos. D6, im Wechsel mit Magn. phos. sehr wirksam. Schmerzen im Aufstehen nach dem Sitzen schlimmer. „Muß sich erst langsam einlaufen", nach starker Anstrengung Verschlimmerung. Bei starken Schmerzen viertelstündlich. Sonst fünfmal täglich.

Calc. phos. D6, bei nächtlichen Schmerzen, die sich bei Witterungswechsel verschlimmern und mit Kribbeln, Taubheits- und Kältegefühl einhergehen. Blutarme und Schwächliche. Anzuwenden, wenn Magn. phos. keine Erleichterung bringt.

Kal. chlor. D6, bei vom Kreuz ins Bein schießenden Schmerzen, die in Bettwärme verschlimmert werden. Drang zum Hinundhergehen. Viertelstündlich.

Natr. sulf. D6, wenn Feuchtigkeit in jeder Form und Bewegung verschlimmert. Neben Kal. phos. zu empfehlen. Fünfmal.

Silicea D12, bei nächtlichen Schmerzen. Im Gehen Gefühl, als ob die Wade gespannt und zu kurz sei. Dreimal.

Unterstützende Maßnahmen

Richtet sich nach dem Grundleiden. Manchmal macht eine gute Senkfußeinlage jede andere Behandlung überflüssig. Meist müssen die therapeutischen Maßnahmen an ganz anderen Stellen angesetzt werden, als der Kranke es vermutet.

KÄLTEGEFÜHL in den Gliedmaßen

Allgemeines

Ein Zeichen von nervösen oder Kreislaufstörungen. Grundleiden (auch Blutarmut) ist zu behandeln. Auf das Kältegefühl weisen hin:

Mittelwahl

Ferr. phos. D12, stündlich, bei rotem bis bläulichem Gesichtston.

Kal. phos. D12, fünfmal täglich, bei allgemeiner nervöser Erschöpfung. Hände und Füße kalt, schweißig, bläulich.

Magn. phos. D6, stündlich, bei blassen, nervösen Menschen.

KARBUNKEL siehe „Abszeß“

KATARRH siehe „Bronchialkatarrh“, „Husten“, „Absonderungen“

KEHLKOPFKATARRH siehe „Heiserkeit“

KEUCHHUSTEN

Allgemeines

Ansteckende Kinderkrankheit. Jedoch sind Erwachsene auch gefährdet, wenn sie die Krankheit noch nicht hatten. Mit Sicherheit an der Hustenform erst im zweiten Erkrankungsstadium, nach 2 Wochen etwa, erkennbar. Typisch sind dann die mit Erstickungsanfällen, Blauwerden des Gesichts und Erbrechen einhergehenden Hustenanfälle mit geringem hellem Auswurf. Kennzeichnend ist, daß die meisten erkrankten Kinder nach einem solchen Anfall weiterspielen, als sei nichts gewesen. Gefahr der Lungenentzündung, Tuberkulose bei Schwächlichen.

Mittelwahl

Kal. phos. D6, viertelstündlich, beim geringsten Verdacht sofort einsetzen, besonders, wenn kein oder geringes Fieber. Schwäche und Hinfälligkeit. Auch wenn Krampfhusten und Gehirnerscheinungen einsetzen.

Ferr. phos. D6, viertelstündlich, beim fieberhaften Katarrh mit Verdacht auf Keuchusten. Im zweiten (Krampf-) Stadium, wenn Speiseerbrechen, Nasenbluten beim Anfall.

Kal. chlor. D6, sowie weißgrauer, zäher, fadenziehender spärlicher Auswurf erscheint. Halbstündlich.

Magn. phos. D6, wenn im zweiten Stadium die Krampfanfälle sich häufen. Als Begleitmittel, bis zu fünf Minuten je eine Gabe in heißem Wasser gelöst.

Calc. phos. D6, als Zwischenmittel bei entsprechender Konstitution der schwächlichen Kinder besonders beachten.

Silicea D12, im Wechsel mit Natr. sulf, D6, ebenfalls als Zwischenmittel, wenn konstitutionell passend.

Unterstützende Maßnahmen

Kind sofort isolieren, schon bei erstem Verdacht. In frische Luft bringen, wenn irgend möglich. Im warmen Zimmer durch Aufhängen nasser Laken usw. trockene Luft vermeiden. Beim Kleinkind ein mit Terpentinöl getränktes Läppchen auf wasserdichter Unterlage neben dem Köpfchen auf dem Kissen oder der Bettwand anstecken. Beruhigung hilft im Krampfstadium sehr, später dagegen ein bißchen Strenge, weil in abklingendem Stadium Anfälle zur nervösen Angewohnheit werden können. Milde, vorwiegend breiige Ernährung, viel heiße Milch mit Bienenhonig.

KINDERLÄHMUNG, spinale

Allgemeines

Sehr gefährliche ansteckende Krankheit, die immer im Krankenhaus behandelt werden muß. Nach Abklingen der akuten Erscheinungen können sich die zurückbleibenden Lähmungen noch während zweier Jahre, vom Krankheitsbeginn ab gerechnet, zurückbleiben. Während dieser Zeit muß alles eingesetzt werden, um diesen Vorgang zu beschleunigen und zu verbessern. Dabei spielen die vor allem nach konstitutionellen Gesichtspunkten gewählten biochemischen Mittel eine große Rolle.

Mittelwahl

Kal. phos. D6 bis D12 wird als Grundmittel neben allen anderen Mineralsalzen gegeben. Fünfmal. Potenzwechsel.

Calc. phos. D6 bis D12, besonders wenn Kinder blaß, blutarm, mit dünnem Hals, der den Kopf kaum tragen kann, und eingesunkenem schlaffen Bauch. Fünfmal täglich.

Silicea D12, bei gelähmten Kindern mit dickem Bauch und dünnen Beinchen, Kopfschweiß, Überempfindlichkeit gegen äußere Eindrücke. Dreimal täglich.

Calc. fluor. D12, soll den Wiederaufbau sich regenerierender Muskelfasern beschleunigen

Unterstützende Maßnahmen

Richten sich nach den fachärztlichen Anweisungen. Auf Grund eigener Arbeiten an einem sehr großen Krankengut von Gelähmten sei jedoch auf die Wichtigkeit einer die Wiederherstellung fördernden Ernährungsform („Kinderlähmungsdiät" nach Dr. Jaedicke) hingewiesen. Fleisch ist weitgehend einzuschränken, dafür reichlich Käse und Milchprodukte, Leber, Hirn, Rückenmark zu geben. Gelatinespeisen, vitaminreiche Früchte und Rohgemüse, frische Hefe sorgen für die Zufuhr der wichtigen Minerale, der Kalium- und Kalziumverbindungen und der muskel- und nervaufbauenden Substanzen. Kochsalz ist im Anfang völlig wegzulassen. Auch alle Ersatzsalze sind zu vermeiden.

KNOCHENAUSWÜCHSE

Mittelwahl

Calc. fluor. D12 über lange Zeit, dreimal täglich.

KNOCHENBRÜCHE

Allgemeines

Neben der chirurgischen Behandlung greifen die biochemischen Mittel fördernd in den Heilungsprozeß ein.

Mittelwahl

Ferr. phos. D6, viertelstündlich, beim frischen Bruch mit Bluterguß, Schmerz und Entzündung.
Calc. phos. D6, dreimal täglich, zur Anregung der Knochenheilung.
Kal. chlor. D6, fünfmal, wenn sich die Geschwulst nicht bald zurückbilden will.

KNOCHENMARKENTZÜNDUNG (Osteomyelitis)

Allgemeines

Ist diese vom Chirurgen festgestellt und fachgerecht behandelt, können die biochemischen Mittel auf medikamentösem Wege wesentlich zur Heilung beitragen.

Mittelwahl

Ferr. phos. D6, im ersten hochfieberhaften entzündlichen Stadium, alle fünf Minuten eine Gabe. Steigt das Fieber, droht Fortschreiten, eitrige Einschmelzung, Blutvergiftung, sofort auf

Kal. phos. D6 übergehen. Dieses bleibt während des gesamten akuten Stadiums das Grundmittel. Viertelstündlich. In jedem Fall wird daneben

Calc. phos. D6 fünfmal täglich gegeben.

Silicea D12, fünfmal, sowie sich Zeichen der Eiterung bemerkbar machen, auch später, wenn Fisteln auftreten.

Calc. fluor. D12, dreimal, tritt im Stadium der (meist unvollkommenen) Abheilung mit Ausstoßung von toten Knochenteilen und Wulstbildungen ein. Auch als Begleitmittel für Calc. phos. zu empfehlen.

KOLIK

Allgemeines

Man sehe unter „Darmkatarrh“, „Gallensteinkolik“, „Nierenkrankheiten“ nach. Im folgenden seien nochmals zur schnelleren Mittelwahl die besonderen Arzneihinweise aufgezählt.

Mittelwahl

Magn. phos. D6, Hauptmittel bei allen Krampfkoliken (Galle, Niere, Darm, Unterleib). Am besten bewährt hat sich, je eine Tablette, in etwas heißem Wasser gelöst, alle drei bis fünf Minuten einzunehmen. Bei Darmkatarrh durch Zusammenkrümmen, durch Wärme und Druck gebessert. Blähungen der Kleinkinder; ziehen die Beine an den Leib, wimmern.

Natr. sulf. D6, bei „versetzten Winden“ im Darm, mit Verstopfung einhergehend. Alle fünf Minuten.

Natr. mur. D6, bei Übelkeit und Besserung nach Abgang von Blähungen, alle fünf Minuten.

Kal. phos. D6, bei Unterbauchkolik, durch Zusammenkrümmen besser, große Schwäche, kalter Schweiß, eingefallenes Gesicht.

Calc. phos. D6, bei Säuglingskolik nach Milchtrinken (bei sauren Stühlen mit Natr. phos.), wenn Durchfall folgt. Fünfmal.

Silicea D12, bei Blähungen mit lautem Poltern und Knurren im Darm. Abgang von Winden erleichtert nicht.

Unterstützende Maßnahmen
Bei jeder unklaren Bauchkolik Arzt holen. Absolut fasten. Heiße Aufschläge sind im allgemeinen wohltuend.

KOPFSCHMERZEN

Allgemeines
Sind immer nur ein Zeichen allgemeiner Störungen. Das Grundleiden muß bei wiederholten Anfällen unbedingt geklärt werden. Gerade bei Kopfschmerzen, diesem Quälgeist des zivilisierten Menschen, führt nur die Ganzheitsbetrachtung der leiblich-seelischen Einheit des Menschen auf die richtige Behandlung. Die Biochemie ist immer diesem Leitsatz in ihrer Mittelwahl gefolgt. Natürlich kennen wir keine „Kopfschmerzmittel“, die durch Schmerzbetäubung eine kurze Spanne Zeit wirken, sondern nur umstimmende Mittel, in deren Arzneimittelbild der Kopfschmerz vorhanden ist. Diese seien im folgenden angegeben.

Ferr. phos. D6, bei Kopfschmerz mit Erbrechen. Mit Blutandrang zum Kopf, Druckgefühl, Klopfen, Stechen, Schwindel, „Kopf will platzen“, bei rotem Gesicht (auch beim Kind). Hitzewallungen, Schmerz über den Augen, von der Stirn zum Hinterkopf ziehend. Schlimmer durch Bücken, Kopfschütteln, von Druck. Besser von Kühle und Kälte, leisem Handauflegen, Nasenbluten.

Kal. phos. D6, betrifft mehr den sogenannten „nervösen Kopfschmerz“, der durch innere Erregungen bei oft Depressiven ausgelöst wird. Bei Blutarmut im Gehirn, Blässe, Schwindel, Ohrensausen (Natr. mur. wechselweise). Bei Kopfschmerzen von geistiger oder körperlicher Überanstrengung. Übermüdung, Reisen, Ärger. (Mit Ferr. phos.)

Magn. phos. D6, bei plötzlich einsetzenden Kopfschmerzen. Kennzeichnend das überfallartige Einsetzen. Neuralgien. „Kopf wie eingeschnürt“, Sehstörungen. Nach geistiger Arbeit (Schulkinder), Schmerz im Hinterkopf. Fester Druck und Wärme bessern, Streicheln der Haare verschlimmert.

Natr. mur. D6, bei Kopfschmerz mit Erbrechen von wäßrigem Mageninhalt, Tränenfluß. Wacht morgens damit auf. Mittags Höhepunkt. Sehstörungen. Kopfschmerz bei Mädchen in den Entwicklungsjahren, bei der Regel: „Kopf ist zum Bersten“, macht rasend. Schmerz über dem rechten Auge. Beim Versuch, zu trösten, wird Patient ärgerlich.

Calc. phos. D6, betrifft vor allem Kopfschmerzen schwächlicher Schulkinder, mit Kältegefühl im und am Kopf. Schmerz in Stirn oder Hinterkopf. Nächtliche Verschlimmerung und bei Wetterwechsel.

Silicea D12, Schmerz von Hinterkopf zur Stirn ziehend. Auch nach geistiger Anstrengung, periodisch, nachts auftretend.

Natr. phos. D6, bei mit Übelkeit, bitterem Geschmack und Erbrechen verbundenem Schmerz, besonders mittags; Kopf heiß, dumpf-drükkend voll.

Schmerz in Stirn oder Hinterkopf. Nächtliche Verschlimmerung am Abend, im geschlossenen Zimmer, Besserung in frischer Luft.

Kal. chlor. D6, mit Auswürgen weißlichen Schleimes.

Unterstützende Maßnahmen

Kalte Hand- und Armbäder, Wechselfußbäder, nachts Wadenwickel. Radikale zeitweise Ernährungsumstellung auf Obst oder Rohkost, völlig salzfreie Kost folgen lassen. Behandlung chronischer Kopfschmerzen ist stets eine Behandlung des ganzen Menschen.

KRAMPFADERN

Allgemeines

Ein Leiden des „bindegewebsschwachen"Menschen (Calc. fluor. – und Silicea – Konstitution). Das Krampfaderleiden umfaßt auch die auf Durchblutungsstörungen der Beine (Blutstauung) beruhenden hartnäckigen Flechten (Ekzeme) der Unterschenkel und schließlich das hartnäckige Beingeschwür als Endzustand. In diesen schlechten Entwicklungsgang rechtzeitig eingreifen, heißt, den Menschen vor schweren Qualen im Alter behüten. Besonders sind die biochemischen Konstitutionsmittel dazu in der Lage, neben einer allgemein den Blutkreislauf fördernden Lebensweise und orthopädischen Versorgung der fast stets zu schwachen Beine.

Mittelwahl

Calc. fluor. D12, im täglichen Wechsel mit

Silicea D12, dreimal täglich, sind die stets angezeigten Mittel. Jahrelang zu nehmen.

Ferr. phos. D6, bei Krampfaderblutung, alle drei Minuten. Auch bei Venenentzündung.

Kal. phos. D6, viertelstündlich bei jeder schweren Form der Venenentzündung.

Natr. mur. D6, im stündlichen Wechsel mit
Natr. sulf. D6, bei nässendem Unterschenkelekzem.

Unterstützende Maßnahmen
Bein mit Trikotschlauchbinde wickeln. Nachts hochlegen. Viel Ruhe, wenn Gefahr des Aufbrechens oder schlechten Heilens von Unterschenkelgeschwüren.

KRÄMPFE

Allgemeines
Wir wollen darunter alle unwillkürlichen, meist schmerzhaften Muskelzusammenziehungen verstehen. Ärztliche Untersuchung immer erforderlich. Biochemische Behandlung für dieses äußerst schwierige Gebiet in Einzelheiten anzugeben, ist nicht möglich. Dagegen wird sich aus der Vielfalt der Krankheitsbilder und der Konstitution fast stets ein Hinweis zur medikamentösen Unterstützung der Behandlung ergeben.

Mittelwahl
Magn. phos. D6, als Hauptmittel bei allen krampfartigen Erscheinungen in kurzen Abständen zu geben. Am besten, wenn Bewußtsein und Schluckfähigkeit erhalten, alle zwei bis drei Minuten eine in einem Schluck sehr heißen Wassers gelöste Gabe. Besonderer Hinweis ist blitzartig schießender Schmerz, auch schneidend, bohrend mit Pausen; Besserung durch Wärme und festen Druck.

Calc. phos. D6 bis D12, bei Schwächlichen, Blutarmen als wichtigstes Konstitutionsmittel, wenn Krämpfe von Kälte-, Kribbel- und Taubheitsgefühl begleitet sind. Fünfmal täglich. Im Anfall mit Magn. phos.

Kal. phos. D6 bis D12, wenn nervöse Schwächezustände und geistige Überbelastung als Ursache angeschuldigt werden müssen. Lies das Arzneimittelbild nach! Wichtiges Konstitutionsmittel. Unter Potenzwechsel lange, dreimal bis fünfmal täglich geben.

Silicea D12, bei Schwächlingen in schlechtem Ernährungszustand mit allgemein herabgesetzter Lebenskraft hat dieses Mittel innige Beziehungen zum (oft überreizten) Nervensystem. Folgen von Schreck, Angst, Aufregung rufen Krämpfe hervor. Verschlimmerung nachts und bei Mondwechsel. Auch dauernde Wadenkrämpfe usw. Drei- bis fünfmal.

KREUZSCHMERZEN

Allgemeines

Ein unangenehmes (oft einziges) Symptom einer großen Anzahl von Leib- oder Knochenerkrankungen, das stets nach Klärung der Ursache verlangt. Diese bestimmt auch die Behandlung, wenn nicht konstitutionelle Eigenarten auf ein bestimmtes biochemisches Mittel schon hinweisen.

Mittelwahl

Ferr. phos. D6 bis D12, bei Kreuzschmerzen während der Periode, alle zehn Minuten.

Magn. phos. D6, bei krampfartigen Periodenbeschwerden und Gefühl zerbrechenden Kreuzes. Alle drei Minuten eine Gabe. Auch vorbeugend.

Kal. phos. D6, bei Regelbeschwerden im Kreuz besonders blasser, reizbarer Frauen. Viertelstündlich.

KROPF

Allgemeines

Vergrößerung der Schilddrüse, ganz weich und pulsierend, hart oder knotig. Ist chirurgische oder anderweitige Dringlichkeitsbehandlung nicht vorgesehen (Verengung der Luftwege), kann biochemische Behandlung mit Erfolg durchgeführt werden.

Mittelwahl

Magn. phos. D6, von Dr. Schüßler als bewährtes Grundmittel besonders empfohlen. Fünfmal täglich.

Calc. phos. D6 bis D12, bei Kropfbildung in der Schwangerschaft und bei (blutarmen) Jugendlichen, fünfmal täglich. Potenzwechsel.

Ferr. phos. D6, bei Blutandrang und -stauung im Kopf. Fünf- bis zehnmal täglich.

Calc. fluor. D12, dreimal täglich, lange gegeben, bei harten, knotigen Kröpfen.

Unterstützende Maßnahmen

Bei allen Kropfarten hat sich ein jede Nacht zu gebender nasser Umschlag mit in Wasser aufgeschwemmtem frischem Lehm (Lehmbrühe) sehr bewährt. Gut mit einem Wollschal abdecken, ohne wasserdichte Zwischenlage. Kneipp empfiehlt Umschläge mit Abkochungen von Eichenrinde. Auch Schachtelhalm wird gebraucht.

LÄHMUNGEN siehe auch „Kinderlähmung"

Allgemeines

Bei fortschreitenden Muskel- oder Gefühlslähmungen aller Art empfiehlt sich neben den ärztlichen Maßnahmen der Einsatz biochemischer Mittel, vor allem auch der die Konstitution erfassenden.

Mittelwahl

Kal. phos. D6 bis D12, ist als Grundmittel in jedem Fall zuerst zu geben. Fünfmal, Potenzwechsel.

Magn. phos. D6, als Wechselmittel mit Kal. phos., bei Muskellähmungen nach Schlaganfall. Fünfmal.

Calc. phos. D6 bid D12, wenn Gefühlsstörungen oder Taubheitsgefühl im Vordergrund stehen. Besonders in schleichenden Krankheitsbildern. Fünfmal täglich. Konstitution beachten!

Silicea D12, bei entsprechender Konstitution, besonders bei vom Rükkenmark ausgehenden Muskel- und Gefühlslähmungen empfohlen.

LEBERERKRANKUNGEN

Allgemeines

Alle Erkrankungen dieses großen Stoffwechselorganes, akute und chronische, erfordern besonders rechtzeitige Behandlung und Überwachung durch den Arzt. Verschleppung kann zu qualvollem Siechtum führen. Schmerzen im rechten Oberbauch mit Verdauungsstörungen, Gelbfärben der Augen oder Haut, kaffeebrauner Urin und oft heller, tonfarbener Stuhl sind Anzeichen ernster Lebererkrankungen.

Man kann sagen, daß bei fast allen Erkrankungen die Leber irgendwie beteiligt ist, besonders bei denen des Herzens, des Darmes, bei vielen Infektionen. Sie ist ein geduldiges Organ mit guter Ausgleichsfähigkeit. Zuviel Alkohol, besonders chronischer Mißbrauch, zerstört sie jedoch gründlich (Leberschrumpfung, Zirrhose).

Die Biochemie hat in drei Mitteln eine ausgesprochene Beziehung zur gesunden und kranken Leber erkannt, Kal. sulf., Kal. phos., Natr. sulf. Sie legt ferner größten Wert auf rechtzeitige Erkennung der sogenannten „Leberdisposition". Diese haben Menschen, die zu Störungen der Lebertätigkeit neigen. Solchen Patienten ist bei jeder schweren Erkrankung zum Leberschutz das passende der drei „Lebermittel" zusätzlich zu geben. Jedoch ist hierbei die genaue Kenntnis des Wirkungskreises jedes Arzneimittelbildes erforderlich.

Für alle Lebererkrankungen gibt es einige grundsätzliche allgemeine Verhaltungsregeln. 1. Mäßigkeit in der Nahrungsaufnahme. Fleisch- und Fettgenuß (nur Butter nehmen) ist auf das Mindestmaß zu beschränken. 2. Alkohol ist völlig zu meiden. 3. Arzneimittel, die nicht zu den „naturgemäßen" gehören, sind ohne ärztliche Verordnung niemals allein zu nehmen (Kopfschmerztabletten, Schlafmittel), da sie in der kranken Leber stark giftig wirken. 4. Für geregelten Stuhlgang und mechanische Darmreinigung (Einläufe), sowie gute Mundpflege ist zu sorgen. 5. Alle übrigen Ausscheidungsvorgänge (Schweiß, Atmung) sind zu fördern. Hautpflege durch Luft- und Sonnenbäder, Trockenbürsten, warme Bäder, Abwaschungen, Massage, leichte Rumpf- und Atemgymnastik und mäßige körperliche Bewegung erleichtern den Stoffwechsel. 6. Saftfastentage, Genuß von Johannisbeeren (Saft, Gelee) und Schafgarbentee sind alterprobte Mittel zur allgemeinen Entschlackung und Entlastung der Leber. 7. Feuchtwarme Kompressen, Leinsamen-, Lehm-, Breiaufschläge verbessern die Leberdurchblutung. 8. Die Kleidung darf nicht schnüren (kein Leibriemen, kein Korsett).

LEBERENTZÜNDUNG

Allgemeines

Meist infektiöse schwere Lebererkrankung, die durch Leberzerfall zum Tode führen kann, oder bei Verschleppung in ein chronisches Leiden überzugehen droht (Leberzirrhose). Sofortige ärztliche Behandlung, Klinikeinweisung, strengste Diät, langdauernde Bettruhe und Schonung sind notwendig.

Mittelwahl

Ferr. phos. D6, in viertelstündlichem Wechsel mit
Natr. sulf. D6, im allerersten Stadium.
Kal. phos. D6, viertelstündlich, im Wechsel mit
Kal. sulf. D6, wenn Gelbsucht, Krankheitsgefühl und Leberschwellung vorhanden, mit Natr. sulf., wenn Schmerzen und Darmerscheinungen vorherrschen.

LEBERSCHRUMPFUNG, Leberzirrhose

Allgemeines

Ist diese chronische Erkrankung vom Arzt festgestellt, erfordert sie einschneidende Maßnahmen in der Lebensführung (siehe unter „Lebererkrankungen“), wenn einem Siechtum vorgebeugt werden soll.

Mittelwahl

Kal. phos. D6, als Grundmittel, um der chronischen Entzündung und dem Schwund von Gewebe entgegenzuwirken. Daneben je nach dem vorherrschenden Krankheitsbild

Kal. sulf. D6 oder Natr. sulf. D6, je stündlich im Wechsel.

Natr. mur. D6, bei Verstopfung und Schmerz nach der Nahrungsaufnahme. Fünfmal.

Kal. chlor. D6, bei hellem, tonfarbenem Stuhl und hellem Zungenbelag. Fünfmal.

Silicea D12 und Calc. fluor. D12, als Beimittel, wenn Verhärtungen und Verödungen in der Leber nachgewiesen sind. Je dreimal täglich im Wechsel.

LEBERSTAUUNG, Stauungsleber

Allgemeines

Begleiterscheinung chronischer Herzschwäche. Kann nach langdauernder Vergrößerung durch Blutüberfüllung in Verhärtung und Schrumpfung übergehen. Neben der ursächlichen Behandlung sind folgende Mittel angezeigt:

Mittelwahl

Natr. sulf. D6, bei Lebervergrößerung, Druckempfindlichkeit, Völlegefühl, stechendem, drückendem Schmerz bei Bewegung und Berührung, Gelbsucht, bitterem Mundgeschmack, Durchfällen. Stündlich.

Kal. sulf. D6, in dreimaligen Gaben als wirksamer vorbeugender Leberschutz. Auf die allgemeinen Angaben des Mittelbildes achten!

Kal. phos. D6, in je dreimaligen Gaben täglich im Wechsel mit Calc. fluor. D12, bei schrumpfender Stauungsleber.

LEIBSCHMERZEN

Siehe unter „Darmkatarrh“, „Gallensteinkolik“, „Kolik“, „Nierenkrankheiten“.

LUNGENENTZÜNDUNG

Allgemeines

Wenngleich die Medizin bei dieser Erkrankung heute über unvergleichlich hochwirksame Heilmittel verfügt (Sulfonamide, Penicillin usw.), bleibt einer sorgfältigen biochemischen Mittelwahl doch die Rolle der Vorbeugung (Konstitutionsmittel!), der ersten Hilfe bis zum Eintreffen des Arztes, der unterstützenden und der nachgehenden Behandlung zugeteilt. Gerade bei dieser früher so oft tödlich ausgehenden Erkrankung hat die Erfahrung der im Biochemischen Bund geschulten Menschen die hohe Wirksamkeit ihrer Mittel für eine typische akute Krankheit in zahllosen Fällen bewiesen.

Mittelwahl

Ferr. phos. D6, im sogenannten ersten Entzündungsstadium mit Fieber unter 39°, beim ersten Verdacht und vorbeugend alle zehn Minuten eine Gabe.

Kal. phos. D6, wenn das Fieber gleich stürmisch über 39° ansteigt, oder wenn erfahrungsgemäß bei wiederholter Entzündung sich dieses Mittel bewährte. Viertelstündlich. Auch vorbeugend.

Kal. chlor. D6, im abklingenden Stadium zur Lösung und Abhustung zähen weißen bis grauen Schleimes. Halbstündlich.

Kal. sulf. D6, im sogenannten zweiten bis dritten Entzündungsstadium, wenn die Lösung nicht in Gang kommen will. Halbstündlich.

Calc. phos. D6 und D12, zur Nachbehandlung, bei Schwäche und Blutarmut, lange geben. Dreimal.

Natr. mur. D6, (sorgfältig nach dem Mittelbild wählen) in der Nachbehandlung. Dreimal.

Siehe auch unter „Absonderungen“ und „Auswurf“.

Unterstützende Maßnahmen

Richten sich streng nach den ärztlichen Angaben.

LUNGENERWEITERUNG, Lungenblähung

Allgemeines

Folgeerscheinung chronischen Asthmas oder Altersleiden infolge Erschlaffung des elastischen Gewebes, oder Berufskrankheit (Blasmusiker, Glasbläser).

Mittelwahl

Calc. fluor. D12, im Wechsel mit

Silicea D12, je dreimal täglich, zur Stärkung des Bindegewebes. Dauernd – mit Pausen – zu nehmen.

Unterstützende Maßnahmen

Atemgymnastik mit Bevorzugung der Ausatmung. Von geschulten Fachkräften, Krankengymnasten, zeigen lassen!

LUNGENTUBERKULOSE, LUNGENSCHWINDSUCHT

Allgemeines)*

Es mag eigenartig anmuten, auch diese Krankheit hier erwähnt zu finden, die immer in fachärztliche Hand gehört und der eines der größten Gebiete ärztlicher und sozialer Fürsorge gewidmet ist. Nachdem dieses Buch jedoch in keiner Hinsicht zum Versuch einer kritiklosen Selbstbehandlung ernsterer Erkrankungen verführen kann, seien auf Grund großer Erfahrungen in der Tuberkulosebehandlung allgemeine Hinweise gestattet.

Wie kaum ein anderes chronisches Leiden ist die Tuberkulose von der Konstitution des Erkrankten bestimmt.

Hier ist nun der biochemischen Behandlung eine umfangreiche Aufgabe zugewiesen und mancher, vielleicht unerwartet große Erfolg zu erwarten. Arbeitet die moderne Forschung an Tuberkuloseheilmitteln, die für den Erreger „spezifisch“ wirken, so verfolgt die Biochemie seit jeher die Absicht, an der persönlichen Eigenart des erkrankten Menschen „spezifisch“ anzugreifen. Hier gilt es nun, die Konstitutions- und Arzneimittelbilder lange und ganz eingehend, vergleichend, kritisch zu studieren. Dann aber sollte man folgerichtig und mit Geduld beim gewählten Mittel bleiben und nur gelegentlich die Potenz wechseln oder kürzere Pausen einlegen. Hier berühren sich übrigens auch Biochemie und klinische Medizin (Schulmedizin), die – allerdings in größeren Dosen – schon lange Kalk, Kieselsäure (Silicea), Eisen und Kalium (kochsalzfreie Diät) in der Behandlung Tuberkulöser anwendet.

Das richtig gewählte Konstitutionsmittel wirkt vorbeugend beim Gefährdeten, begleitet den Kranken in allen Phasen seines Leidens und schützt in der Ausheilung vor Rückfällen. Daneben wird für jedes Krankheitsbild eines oder mehrere passende Begleitmittel eine wirksame Ergänzung jeder anderen Behandlungsart bilden. Die unter „Auswurf“ und „Absonderungen“ gegebenen Ausführungen leiten besonders die Wahl unserer Mittel.

---

*) Wer sich hierüber näher unterrichten will, nehme das Buch von Dr. H. Krauß: „Tuberkulose... verhütbar und heilbar!“ Alwin Fröhlich Verlag, Hamburg 1949, zur Hand. Preis 1,50 DM.

Mittelwahl

Die großen Grundmittel der Biochemie im Kampf gegen die Tuberkulose sind vor allem Calc. phos., Calc. sulf. und Silicea. Die folgenden Bemerkungen sollen auf keinen Fall dazu verführen, die im ersten Teil des Buches beschriebenen ausführlichen Konstitutions- und Mittelbilder nicht zu studieren.

Calc. phos. D6 bis D12, als gutes konstitutionelles Vorbeugungsmittel Schwächlicher und Blasser. Grundmittel aller Stadien der Krankheit bis zur „offenen" (Kavernen) Form. Bei zunehmender Entkräftung, Schwäche, Durchfall mit leichtem Fieber, Nachtschweiß (dabei kalt), trockenem, heiserem Husten. Bei Verlangen nach Geräuchertem, Gepökeltem. Fünfmal täglich.

Calc. sulf D6 bis D12, besonders bewährt bei fortgeschrittenen Formen nach voraufgegangenem Lungenbluten, bei gelbem, grünlichem, blutigem, dickeitrigem Auswurf. Calc. sulf. ist der Hauptbestandteil der Heilquelle des Tuberkulosebades Lippspringe. Fünfmal täglich.

Silicea D12, steigert die heilende Vernarbung der angegriffenen Lungen durch Bindegewebseinlagerung und Verkapselung der Herde. Silicea hat in seinem Bild auch die fortschreitende Abmagerung, Nacht- und Fußschweiß, Mattigkeit, Kräfteverfall, Stuhlaustreibungsschwäche, Darmgeräusche. Eitriger, übler, blutstreifiger, zäher Auswurf. Nächtlicher Reizhusten. Auch sehr empfohlen bei Kehlkopf- und Darmtuberkulose. Seltene Gaben genügen. Dreimal täglich.

Als Mittel in den akuten und entzündlichen Stadien sei besonders auf Ferr. phos. und Natr. phos., in stündlichem Wechsel, verwiesen, bei allen fieberhaften Zuständen. Kal. phos. sollte erfahrungsgemäß immer vermieden werden.

Ist Verkäsung festgestellt, sind Magn. phos D6, auf besondere Empfehlung Dr. Schüßlers, und Natr. mur. D6 bis D12 heranzuziehen.

LYMPHDRÜSENENTZÜNDUNG

Allgemeines

Siehe auch „Blutvergiftung". Folge oft kaum sichtbarer infizierter, weit entfernter Verletzungen. Immer ärztliche Behandlung.

Mittelwahl

Kal. phos. D6, während der ganzen Erkrankung in viertelstündlichen

Gaben. Bei umgebender flammender Rötung im Wechsel mit Ferr. phos.

Silicea D12, bei Verdacht auf Eiterbildung.

Calc. sulf. D12, dazu, nach Öffnung der Eiterung.

Calc. fluor D12, bei sehr harten Drüsen.

Unterstützende Maßnahmen

Befallenen Körperteil sofort ruhigstellen. Bettruhe und Schienung. Kalte, feuchte Umschläge.

MAGENBLUTUNG siehe Blutungen

MAGENGESCHWÜR

Allgemeines

Ist die Diagnose durch Röntgenuntersuchung gestellt, ist eine gründliche Behandlung erforderlich, da sonst die Gefahr des Geschwürsdurchbruchs in die Bauchhöhle oder der Magenblutung gegeben ist. Strenge Bettruhe, Wärme, Diät, ärztliche Behandlung.

Mittelwahl

(vor allem (biochemische Konstitutionsbehandlung!)

Kal. phos.D6, stündlich, als Hauptmittel bei allen Magengeschwüren (auch Zwölffingerdarmgeschwüren), neben dem die nach den entsprechenden Krankheitssymptomen gewählten Mittel gegeben werden.

Calc. fluor. D12, morgens und abends je eine Gabe, bei älteren vernarbten, chronischen Geschwüren.

Magn. phos. D6, bei krampfhaften Magenschmerzen, gebessert durch Krümmen, Druck und heiße Aufschläge, alle fünf Minuten je eine Gabe in einem Schluck heißen Wassers gelöst.

Calc. phos. D6, zweistündlich bei Blassen, Blutarmen, Schwächlichen.

Weitere Mittel siehe unter „Blutungen“ und „Magenkatarrh“.

MAGENKATARRH

Mittelwahl

Ferr. phos. D6, beim akuten Katarrh mit Übelkeit, Speiseerbrechen, Schmerz, Auftreibungsgefühl, schlimmer nach dem Essen, Besserung durch heiße Kompressen. Viertelstündlich.

Natr. phos. D6, beim Übersäuerungskatarrh. Erbrechen stark saurer

Flüssigkeit; verdorbener Magen nach Fettgenuß, mit Widerwillen gegen Fett, Brot. Bei Kindern, die nach Milch und Süßem zu Blähungen, Koliken und sauren Durchfällen neigen. Zunge feucht, goldgelb. Bei akuten und chronischen Katarrhen. Viertelstündlich bis fünfmal täglich.

Natr. mur. D6, nach Dr. Schüßler, bei Magenschmerzen mit Wasserzusammenlaufen im Munde, mit Erbrechen hellen, wäßrigen, fadenziehenden Schleimes. Stuhlträgheit. Zunge feucht und rein. Appetitlosigkeit. Durst, Abneigung gegen Brot, Verlangen nach Salz und Pikantem. Bei akuten und chronischen Katarrhen. Stündlich, bis fünfmal täglich.

Magn. phos. D6, bei krampfhaften Magenschmerzen, die durch Luftaufstoßen nicht gebessert werden. Übelkeit, krampfhaftes Erbrechen, durchfällige Stühle. Beim nervösen Magenleiden mit Krampf und Kolik. Alle fünf Minuten eine Gabe in einem Schluck heißen Wassers gelöst.

Kal. chlor. D6, bei weiß bis weißgrau belegter Zunge. Auswürgen weißen Schleimes als Leitmerkmal. Leberschmerz, Blähungen, Aufstoßen wie von faulen Eiern. Besonders bei chronischen Katarrhen. Stündlich bis fünfmal täglich.

Kal. sulf. D6, bei der typischen Abendverschlimmerung im geschlossenen Raum, in Wärme. Frische, kühle Luft bessert. Ängstlich, traurig. Leberbeteiligung. Zunge gelblich-schleimig belegt. Chronische Magenkatarrhe. Stündlich bis fünfmal täglich.

Natr. sulf. D6, bei bitterem Mundgeschmack. Zunge schmutzig, bräunlich-grün belegt. Schwellung der Leber, Völle- und Schweregefühl im Oberbauch. Kann nicht links liegen. Morgens wäßriger Durchfall. Chronische Katarrhe. Stündlich bis fünfmal täglich.

Kal. phos. D6, bei begleitender Hinfälligkeit, Schlappheit, nervösen Erscheinungen. Beim verschleppten akuten Katarrh mit Heißhunger und Appetitlosigkeit, trockener Zunge, Herzbeklemmungen, Krampf. Stündlich bis fünfmal täglich.

Calc. phos. D6, bei Schmerz sofort nach dem Essen. nach kalten Getränken. Magen gebläht. Verlangen nach Speck und Geräuchertem. Bleichsucht, Blutarmut. Bei Schwangeren. Blähschmerz und Aufstoßen nach Wassertrinken. Fünfmal täglich.

Silicea D12, bei der entsprechenden Konstitution oft ein wunderbares Magenmittel. Appetitlosigkeit, Ekel vor dem Essen, manchmal mit kurzem Heißhunger wechselnd. Durstgefühl. Widerwillen gegen Gekochtes. Lautes Aufstoßen, nicht unterdrückbar. Zurückschlüpfen des Stuhles. Besonders in chronischen Fällen bei Rheumatikern und Schwächlichen. Dreimal täglich.

MAGENKRÄMPFE siehe auch „Magenkatarrh“

Mittelwahl
Magn. phos. und Kal. phos.

MAGENLEIDEN

Allgemeines
Eine Erkrankung, die unter den erhöhten körperlichen und seelischen Belastungen unserer Zeit immer größeren Umfang annimmt. Neben vielseitigen auslösenden Ursachen hat interessanterweise schon Dr. Schüßler auf den Zusammenhang des chronischen Magenleidens mit Störungen in der Tätigkeit des sympathischen Nervensystems hingewiesen. Seelische Konflikte führen häufig bei dazu Veranlagten zum Ausbruch von Magenkrankheiten. Ärger schlägt bekanntlich oft auf den Magen. Volkstümliche Begriffe, wie „nervöses Magenleiden“, „Magenneurose“, deuten ebenfalls auf diese Zusammenhänge hin. Dabei ist es nur ein Gradunterschied, ob es sich um einen „schwachen Magen“, oder Magenschleimhautentzündung (Gastritis) mit Über- oder Untersäuerung, das Magen- oder Zwölffingerdarmgeschwür (Oberflächendefekt der Schleimhaut) handelt. Die Behandlung und Lebensführung eines derart Erkrankten muß diese Tatsachen berücksichtigen. Diät und Medikamente helfen nicht, wenn nicht ein Ausgleich und Abbau innerer Konflikte, Lösung von ungünstigen Lebensspannungen und eine Allgemeinbehandlung zusammenwirken. Den biochemischen Mitteln fällt eine der wichtigsten Rollen zu: die Konstitutionsumstimmung. Sie greifen mehr an der Anfälligkeit an, als daß sie den gegenwärtigen Krankheitszustand beheben. Allerdings richtet sich natürlich die Wahl des umstimmenden Mittels nach den allgemeinen Konstitutionseigentümlichkeiten und dem jeweiligen Krankheitsbild.
In der unterstützenden Behandlung sei besonders der Hautpflege gedacht. Über allem steht die Bürstenmassage morgens und abends (Trockenbürsten), warme Bürstenbäder, Fichtennadel- und Heublumenbäder. Vor kalten Anwendungen ist grundsätzlich zu warnen. Atem- und Allgemeingymnastik, Massage, Entspannungsübungen sind günstig, ebenso Luft-

und dosierte Sonnenbäder. Heiße Dauerkompressen auf dem Oberbauch lindern akute Schmerzzustände.
Möhren- und Kartoffelsaft als erste Morgenmahlzeit haben sich bei Übersäuerung sehr bewährt. Zahlreiche kleine Mahlzeiten sind besser als wenige große. Selbsterziehung zu gutem Kauen ist notwendig. Nikotin und scharfe Alkoholika sind für den Magenleidenden schwere Gifte. Für Stuhlregelung und Darmreinigung, sowie gute Mundpflege ist zu sorgen.

MAGENSÄURE siehe auch „Magenkatarrh“ und „Magenleiden“

Allgemeines

Natr. phos. und Magn. phos.

MANDELENTZÜNDUNG siehe Halsentzündung

MASERN

Allgemeines

Allgemein bekannte stark ansteckende Kinderkrankheit.

Mittelwahl

Ferr. phos. D6, in halbstündlichem Wechsel mit
Kal. chlor. D6, wird sich anfänglich immer bewähren.
Kal. phos. D6, viertelstündlich, mit
Natr. mur. D6, stündlich, wenn der Ausschlag beginnt, hohes Fieber, Phantasieren, eventuell Krampfneigung und Schlafsucht vorkommen.
Kal. sulf. D6, stündlich, im abklingenden (abschuppenden) Stadium.
Calc. phos. D6 im stündlichen Wechsel mit
Natr. mur. D6, wenn der Ausschlag nicht recht „herauskommen“ will.
Magn. phos. D6 im stündlichen Wechsel mit
Calc. phos. D6, wenn Komplikationen (Lungenkrankheiten) befürchtet werden und krampfhafter Husten vorherrscht.

Unterstützende Maßnahmen

Absonderung und strenge Bettruhe, bei Lichtscheu Fenster verhängen. Bei Fieber Säfte und Milch.

MASTDARMVORFALL siehe „Aftervorfall“

Als bindegewebsstärkendes Mittel hat sich auf lange Sicht Calc. fluor. D12, drei- bis fünfmal täglich, bewährt.

MIGRÄNE siehe „Kopfschmerzen“

MILCHSCHORF siehe „Absonderungen“, „Ausschlag“, „Flechten“

MITTELOHRENTZÜNDUNG siehe unter „Ohrenkrankheiten“

MITESSER

Allgemeines

Verstopfung der Hauttalgdrüsen, die sich leicht entzünden und vereitern können.

Mittelwahl

Natr. phos. D6, fünfmal täglich, Hauptmittel bei Mitessern.
Natr. mur. D6, fünfmal, wenn gleichzeitig Verstopfung besteht. Mitesser mit schwarzer Kuppe.
Silicea D12, bei Eiterpusteln. Drei bis fünfmal.
Calc. fluor. D12, bei der Bildung harter Knötchen. Dreimal täglich.

Unterstützende Maßnahmen

Zeitweise radikale Ernährungsumstellung auf salz- und fleischfreie, möglichst rohe Pflanzenkost. Für ausgiebigen Stuhlgang, eventuell durch Einläufe, sowie für gute Mundpflege sorgen. Sonnenbäder, Gesicht und befallene Haut mit feinstem Seesand und warmem Wasser abreiben. Danach mit sehr kaltem Wasser abschrecken. Mit weichem Tuch abtupfen.

MUMPS siehe „Ziegenpeter“

MUNDENTZÜNDUNG

Allgemeines

Sehr schmerzhafte Schleimhautentzündung. Beim Zahnen der Kinder, bei Infektionskrankheiten als Begleitsymptom, Folge von Reizen durch defekte Zähne, durch Alkohol, Rauchen. Auch kleine oder größere Schleimhautgeschwürchen kommen vor, oft als selbständige, durch ein Virus erzeugte Infektionskrankheit. Die besonders übelriechende geschwürige Mundfäule ist hierzu zu rechnen. Konstitution. Zungenbelag, übler Mundgeruch, Durst, Schluck-, Kau- und Sprecherschwerung, oft auch Fieber leiten die biochemische Mittelwahl.

Mittelwahl

Ferr. phos. D6, das Grundmittel bei allen einfachen Entzündungen, auch mit Wundheit, Schmerz, trockener Schleimhaut, durch Fieber. Viertelstündlich. Durch Spülungen mit lauwarmem Wasser, in dem drei bis fünf Tabletten gelöst werden, sind sehr zu empfehlen. Halbstündlich.

Kal. phos. D6, bei schlechtem Mundgeruch, leicht blutendem Zahnfleisch, Speichelfluß, Geschwürchen mit rotem Hof. Bei allen schweren Formen, besonders in Begleitung von Infektionskrankheiten, Spülungen mit Kal. phos.-Lösung, wie bei Ferr. phos. angegeben. Mit Natr. mur. D6, im halbständlichen Wechsel, hat sich Kal. phos. in zahlreichen Fällen als typisches Mittel gegen die Mundfäule erwiesen.

Natr. mur. D6, wenn Zunge nicht belegt, mit durchsichtigem, blasigem Schleim und Speichel bedeckt ist. Brennender Schmerz, übler Geruch, Bläschen in Mundwinkeln. Halbstündlich.

Kal. chlor. D6, bei leicht blutendem Zahnfleisch mit weißen Säumen, hellgrau belegter Zunge, wunder Schleimhaut.

Weitere Mittel (siehe Absonderungen und Ausschlag).

Unterstützende Maßnahmen

Halbstündige Mundspülungen mit einer Lösung des entsprechenden Mittels oder mit Salbeitee, der sich meist besser bewährt als Kamille. Bei Säuglingen beste Lutscherdesinfektion durch Auskochen.

MUSKELRHEUMATISMUS

Allgemeines

Am häufigsten sind die akuten Formen des „steifen Genicks“ oder des „Hexenschusses“. Bei allen Fällen von muskelrheumatischen Beschwerden sollte auch an krankhafte Veränderungen der Knochen (Wirbelsäule) gedacht werden.

Mittelwahl

Ferr. phos. D6, viertelstündlich vom ersten Auftreten an, besonders, wenn Schmerzen durch Bewegung verschlimmert werden. Läßt sich gut zusammen geben mit

Kal. chlor. D6, wenn sich die Muskeln geschwollen anfühlen. Halbstündlich.

Natr. phos. D6, als Grundmittel bei sogenannten „Säurenaturen“, ohne besonderen Krankheitshinweis. Fünfmal.

Kal. phos. D6, bei lähmenden Schmerzen, die durch den Beginn jeder Bewegung und dann bei stärkerer Anstrengung vermehrt werden, besonders beim Aufstehen vom Sitzen. Leichte Bewegung bessert, der Kranke „läuft sich ein“. Auch in chronischen Fällen. Fünfmal.

Calc. phos. D6, bei der entsprechenden Konstitution und bei Ameisenlaufen, Kribbeln, Kältegefühl in den betroffenen schmerzenden Muskeln. Verschlimmerung nachts, in der Ruhe, bei Witterungswechsel. Hexenschuß und rheumatische Rückenschmerzen älterer Leute. Fünfmal.

Calc. fluor. D12, wird bei Muskelkater mit hexenschußartigen Beschwerden und Muskelverhärtungen sehr gelobt, die nach dem „Einlaufen“ und Bewegung besser werden. Dreimal. Sehr zu empfehlen im Wechsel mit Silicea D12.

Natr. mur. D6, bei offensichtlicher Verschlimmerung durch Nässe und Kälte, durch feuchte, naßkalte Wohnräume. Günstig in stündlichem Wechsel mit Natr. sulf.

Magn. phos. D6, bei umherwandernden rheumatischen Schmerzen von bohrendem, reißendem, schießendem Charakter. Druck und Wärme bessern. Leichte Berührung macht rasend. Viertelstündlich.

Kal. sulf. D6, wenn die Schmerzen abends oder in geschlossenen Räumen losgehen oder sich deutlich verschlimmern.

Unterstützende Maßnahmen

Wärme in jeder Form, als heißer Sandsack, Bestrahlung (zum Beispiel am Kachelofen) oder als feuchtheißer Aufschlag. Dem einen hilft feuchte, dem anderen trockene Wärme mehr. Anfällige für Hexenschuß tragen das altbewährte Katzenfell oder eine gestrickte Schafwolleibbinde (von ungereinigter Rohwolle).

MUTTERMAL

Allgemeines

Wenngleich die meisten Muttermäler angeboren und für das ganze Leben gleichbleibend sind, sowie zur Entfernung des chirurgischen Messers bedürfen, so gibt es doch eine ganze Reihe von Gefäßwucherungen (Blutschwämmchen), besonders beim Kleinkind, die von wechselnder Größe und Ausdehnung sind und sich von innen her beeinflussen lassen.

Wir sollten, um späteren Verunstaltungen der Haut vorzubeugen auch mit unseren Mitteln stets frühzeitig mit der Behandlung einsetzen.

Mittelwahl

Ferr. phos. D6 und D12, als Grundmittel bei allen Feuermälern und Blutschwamm. Fünfmal täglich, nach einem Monat für eine Woche Potenzwechsel.

Kal. sulf. D6 entfaltet mit seiner hautwirksamen Schwefelkomponente eine unterstützende, heilende Wirkung. Fünfmal.

Calc. fluor. D12, bei feinen, fortschreitenden Blutgefäßwucherungen. Dreimal; wird besonders empfohlen im Wechsel mit Silicea D12.

NAGEL, eingewachsener

Allgemeines

In fortgeschrittenen Fällen mit Gefahr der Ausbreitung der eitrigen Entzündung ist der kürzeste, schmerzloseste und dauerhafteste Weg die chirurgische Behandlung. In leichteren Fällen und im Anfang ist das Schuhwerk zu verbessern, sorgfältige Fußpflege zu treiben. Besonders empfohlen wird, den Zehennagel in seiner dicken Mitte längs zu feilen, damit er sich an den Rändern hebt. Sonst bleiben alle eigenen chirurgischen Versuche vom Übel.

Mittelwahl

Ferr. phos. D6, viertelstündlich, bei heftigen Entzündungserscheinungen mit klopfendem Schmerz im Nagelbett.

Kal. chlor. D6, stündlich bei verschleppten Formen.

Silicea D12, dreimal täglich, bei allen eiternden Formen.

NAGELKRANKHEITEN

Mittelwahl

Bei allen Arten von krankhaften Erscheinungen und Verformungen der Nägel ist Silicea D12 und Calc. fluor. D12 von altbewährtem Erfolg. Lange eingeben.

NASENBLUTEN

Allgemeines

Bei sich immer wiederholender Blutungsneigung lasse man energisch nach der Ursache forschen. Oft genug ist das Leiden ein Anzeichen ernster innerer Krankheiten.

Mittelwahl

Calc. fluor. D12, dreimal, bei alten Leuten, die zum Nasenbluten neigen, als Grundmittel.

Kal. phos. D12, fünfmal, bei Nervösen, Blassen, die bei jeder Erregung (Schule) Nasenbluten bekommen.

Natr. sulf. D6, fünfmal, bei Nasenbluten infolge Regelstörungen der Frau. Weitere Mittel wie bei „Blutungen".

Unterstützende Maßnahmen

Immer wieder bewährt sich die kalte Nackenkompresse.

NASENPOLYPEN

Allgemeines

Wucherungen des Lymphgewebes und der Schleimhaut in der Nase, meist mit vergrößerten Rachen- und Gaumenmandeln. Muß als eine konstitutionelle Erkrankung des Kindesalters aufgefaßt werden. Daher ist gerade der biochemischen Konstitutionsbehandlung hier ein gutes und weites Feld eröffnet. Besonders da durch die Folgeerscheinung der Wucherungen, wie dauernde Mundatmung mit chronischer Katarrhneigung, Vereiterungen usw. die körperliche und geistige Entwicklung des Heranwachsenden schwer gefährdet werden kann. Also mit besonderer Sorgfalt das passende Konstitutionsmittel wählen und dann nicht ungeduldig werden.

Mittelwahl

Calc. phos. D6 und D12, bei Schleimhautpolypen blasser, schwächlicher Kinder mit den entsprechenden Konstitutionseigentümlichkeiten. Dreimal täglich lange Zeit. Potenzwechsel.

Kal. phos. D6 bis D12, Natr. mur. D6 bis D12, Natr. phos. D6 und vor allem Silicea D12 sind ihrer Eigenart entsprechend die wichtigsten Konstitutionsmittel bei mehr breiten, dicken und gestielten Polypen, die die Nasengänge verlegen.

Calc. fluor. D12, bei ganz derben, harten Wucherungen. Dreimal täglich.

Kal. sulf. D6, wenn ein chronischer Nasenkatarrh mit gelben Absonderungen, abendlicher Verschlimmerung, besonders im warmen Zimmer, besteht. Kühle, frische Luft schafft deutliche Erleichterung.

NASENRACHENKATARRH siehe auch „Erkältung"

Allgemeines

Fast nie ist der Schnupfen eine allein auf die Nasenschleimhaut beschränkte Entzündung. Meist sind der Rachen, ja die Augen, Ohren, Luftröhre und Kehlkopf mitbeteiligt. Man sehe darauf, daß derartige Katarrhe nicht verschleppt werden. Entzündungen des Ohres, der Kiefern- und Stirnhöhle, der Mandeln und der Luftwege können die Folge sein. So kann man schließlich doch durch einen Schnupfen ein kranker Mensch werden. In zahllosen Fällen haben gerade hier die biochemischen Mittel gute, sichere und schnelle Erfolge gezeigt.

Mittelwahl

Natr. mur. D6, viertelstündlich, beim Fließschnupfen, bei weiteren entzündlichen und allgemeinen Krankheitserscheinungen, im Wechsel mit

Ferr. phos. D6,

Kal. chlor. D6, bei Absonderung zähen weißen Schleimes aus der hinteren Nasenöffnung, den Rachen in Straßen hinunterfließend. Halbstündlich.

Silicea D12, dreimal täglich, im Wechsel mit

Natr. phos. D6, fünfmal täglich, bei gelbem eitrigem Nasen- und Rachenschleim. Schleimhäute meist trocken, Mandelschwellung.

Kal. phos. D6, bei Gefahr der Beteiligung weiterer Organe (siehe oben) als Zwischenmittel.

Kal. sulf. D6, bei gelblich-schleimiger, wäßriger Absonderung. Besonders bei Verlust von Geschmack, Geruch und bei Schwerhörigkeit. Fünfmal.

Natr. sulf. D6, wenn die Absonderungen grünlich-schleimig sind. Fünfmal. Mehr chronische Formen.

Calc. phos. D6 bis D12, beim chronischen Katarrh schwächlicher, „skrofulöser", rachitischer Kinder mit dauernder „Schwiefnase", kalter Nasenspitze. Drei- bis fünfmal.

Unterstützende Maßnahmen

siehe unter „Erkältung".

NERVENENTZÜNDUNG

Allgemeines

Akute oder chronische, meist sehr schmerzhafte Erkrankung, die baldigst in ärztliche Hand gehört.

Mittelwahl

Ferr. phos. D6, im entzündlichen Anfangsstadium, viertelstündlich.

Kal. phos. D6, das erprobte Hauptmittel, besonders wenn Lähmungserscheinungen oder Gefühlsstörungen eingetreten sind. Halbstündlich.

Magn. phos. D6, enthält in seinem Mittelbild die schießenden, die Nervenbahn entlanglaufenden Schmerzen. Ist daher als erstes Schmerzmittel anzuwenden, auch bei Lähmungen. Viertelstündlich.

Silicea D12, im Wechsel mit Calc. fluor. D12. Nach Abklingen der akuten schmerzhaften Phase, je dreimal, lange geben.

NERVENSCHMERZEN siehe „Gesichtsschmerz", „Ischias" und „Gürtelrose"

NERVÖSE ERSCHÖPFUNG, Nervosität

Allgemeines

Diese schwer zu umschreibende Krankheit ist heute sehr häufig. Wir können sie organisch nicht oder fast nicht fassen, und das erschwert dem biologisch Geschulten, eine entsprechende Behandlung zu finden. Oft stellt man eine Schwäche der Lebenskraft im allgemeinen fest, des Willens zur Abwehr, Verstimmungen ohne Grund; oft haben die Symptome ausgesprochen den Charakter der Angst, die grundlos aus der Tiefe der Persönlichkeit aufsteigt. Sehr oft liegt ein rätselhaftes Durcheinander in den sonst harmonisch ablaufenden Lebensprozessen vor mit den wunderlichsten Organstörungen. Fast immer fallen nicht zusammenpassende Erscheinungen auf, zum Beispiel Schlaflosigkeit nach ermüdender Tätigkeit, Müdigkeit nach dem Ruhen, Herzklopfen, wenn der Kranke liegt, während ihn körperliche Anstrengung beruhigt, Weinen, wenn andere lachen, schließlich fast immer Gedächtnisschwäche und innere Spannungszustände.

Es handelt sich hier mehr als irgendwo anders um eine Erkrankung des ganzen Menschen, vor allem ausgehend von einer Störung in seinem

seelisch-geistigen Gefüge. Ein trauriges Spiegelbild einer Zeit, die aus den Urordnungen menschlichen Seins hinausgeraten ist.
Es leuchtet ein, daß hier mit Beruhigungsmitteln, „nervenstärkenden" Medikamenten nichts zu machen ist. Die Nerven als organische Substanz sind weder schwach, noch erschöpft oder krank. Vielmehr muß die Behandlung auch das Seelische im Kranken umfassen und gehört immer in die Hand des besonders geschulten Fachmannes. Auch ist bei dem vorliegenden Krankheitsbild eine eingehende ärztliche Diagnostik erforderlich. Zu oft verbirgt sich hinter sogenannten nervösen Störungen eine schwere geistige oder leibliche Erkrankung.
Der biochemischen Behandlung fällt die Rolle der Konstitutionserfassung und -umstimmung zu. Sie wird, die immer den ganzen Menschen ergreifende Allgemeinbehandlung stets wirksam medikamentös unterstützen.

Mittelwahl

Kal. phos. D6 bis D12, wird volkstümlich als biochemisches Nervenmittel bezeichnet. In seinem Mittelbild finden wir die ängstliche Unruhe, Gedächtnisschwäche, den berühmten „Nervenzusammenbruch", „Weinkrämpfe" usw. Im akuten Geschehen halbstündlich eine Gabe D6. Bei Sensiblen, Labilen haben sich die höheren Verreibungen stets besser bewährt: Fünfmal täglich D12.

Kal. sulf. D6 bis D12, mit der typischen Verschlimmerung abends und in geschlossenen Räumen. Patient reißt die Fenster auf. Allgemeine Überempfindlichkeit, Ängstlichkeit, traurig, zieht sich völlig zurück. Fünfmal täglich. Höhere Potenzen wie bei Kal. phos.

Natr. sulf D6, bei sogenannten „galligen", meist depressiven Menschen mit gelblicher Gesichtsfarbe, morgens Durchfall. Verschlimmerung bei feuchtem Wetter, an Binnenseen.

Calc. phos. D6 bis D12, das besondere Mittel der blassen, schwächlichen, ernährungsgestörten Konstitutionen auch höheren Alters. Schlaflosigkeit; Appetit fehlt, leicht erkältet. Impotenz; Schulkopfschmerz; Kälte, Taubheit der Glieder. Traurigkeit ohne Anlaß. Im allgemeinen hohe Potenzen. Fünfmal täglich.

Silicea D12, bei übererregten Kraftlosen, Schwächlichen; studiere Konstitutions- und Mittelbild, Folgen geistiger, seelischer und körperlicher Belastung. Weich in den Knien. Seelisch und körperlich wie gelähmt. Dreimal.

Natr. mur. D6 bis D12, bei mehr gedunsenen Typen, weinerlich, niedergeschlagen. Versuch zu trösten wird als Verletzung empfunden. Schlaflosigkeit bei leichter Ermüdbarkeit. Nervöser Magen. Verstopfung durch Darmkrampf, Widerwillen gegen Brot. Verlangen nach Salz. Kälteschauer überlaufen den Rücken. Fünfmal.

Magn. Phos. D6, wenn schießende, brennende, unbestimmte Nervenschmerzen das Bild bestimmen. Wütend vor Schmerz. Leichte Erregbarkeit. Herz schlägt zum Halse heraus (auch Kal. phos.). Nervöse Schlaflosigkeit. Viertelstündlich eine Gabe in heißem Wasser.

Ferr. phos. D6 bis D12, wenn heiße Wallungen, Kopfschmerz und Schlaflosigkeit bei heißem Kopf vorherrschen. Störungen der Wechseljahre. Stündlich.

Natr. phos. D6 bis D12, bei allgemeiner nervöser Überreizung. Bei Menschen, die auch seelisch auf alles „sauer reagieren", denen die leichteste Arbeit „sauer" wird, die eine saure Miene zeigen. Uraltes Volkswissen und Wirkungskreis dieses Mittels stimmen hier treffend überein. Fünfmal, besonders höhere Potenzen.

NESSELSUCHT, Nesselfieber

Allgemeines

Überempfindlichkeitsreaktion gegenüber bestimmten Nahrungs- oder äußeren Stoffen. Hautquaddeln, mit Hitze, Jucken, manchmal Fieber. Bestäubung mit Weizen- oder Kartoffelmehl mindert den Reiz.

Mittelwahl

Kal. phos. D6, im Wechsel mit Natr. mur. D6, alle zehn Minuten, haben sich bewährt.

NIERENKRANKHEITEN

gehören immer sofort in ärztliche oder Krankenhausbehandlung. Sorgfältige Innehaltung der oft sehr strengen Diätvorschriften! Es besteht sonst die Gefahr der chronischen oder akuten Harnvergiftung (Urämie) oder eines qualvollen Siechtums.

A. Nierenbeckenentzündung

Allgemeines

Selbständige, meist bazilläre Entzündung der ableitenden Harnwege mit der Gefahr, in die Niere aufzusteigen. Häufig bei werdenden Müttern, vor allem auch bei kleinen Mädchen. Ein Großteil unklarer Fieberzustände weiblicher Kleinkinder betrifft diese Erkrankung. Biochemische Behandlung (siehe „Nierenentzündung").

Mittelwahl

Besonders Kal. phos., Silicea, Calc. phos.

B. Nierenentzündung

Allgemeines

Eine gefährliche, große, schwere Erkrankung (siehe oben), die nach Anginen, Scharlach, Erkältung und leider auch in der Schwangerschaft auftreten kann. Sofort ärztliche oder klinische Behandlung. Zusätzliche biochemische Konstitutions- oder Krankheitsbehandlung kann nur von Nutzen sein.

Mittelwahl

Ferr. phos. D6, das geeignete Anfangsmittel, auch bei Nierenbeckenentzündung. Unbedingt angezeigt, wenn Blut im Urin auftritt. Viertelstündlich.

Magn. phos. D6, wenn, wie oft bei der Nierenbeckenentzündung, krampfartige Schmerzen auftreten. Besonders bei der tuberkulösen Nierenentzündung empfohlen. Bei Schmerz alle fünf Minuten eine Gabe, in heißem Wasser gelöst.

Kal. phos. D6, bei Nierenaffektionen nach Infektionskrankheiten, bei Fieber über 39°, bei fieberhafter Nierenbeckenentzündung sofort als erstes Mittel einsetzen. Bei drohender Harnvergiftung (Urämie), Netzhautblutungen, Schrumpfniere wichtigstes Mittel. Meist stündlich. Nie bei tuberkulöser Niere!

Kal. chlor. D6, bei starker Eiweißausscheidung im Urin. Zungenwurzel weißgrau belegt. Akute und chronische Nierenentzündungen, besonders auch nach Scharlach. Stündlich.

Kal. sulf. D6, bei Nierenerkrankung nach Scharlach, auch in chronischen Formen mit hoher Eiweißausscheidung. Stündlich.

Natr. mur. D6, wenn plötzliches, häufiges Wasserlassen besteht, bei unstillbarem Durst, Hitze und Spannungsgefühl in der Nierengegend. In der Harnvergiftung im Wechsel mit Kal. phos.

Natr. phos. D6, Hauptmittel bei Nierenbeckenentzündung durch Nierenstein oder Grieß. Im Wechsel mit Silicea D 12 als Dauerbehandlung.

Silicea D12, Grundmittel bei der Schrumpfniere älterer Leute mit hohem Blutdruck. Dreimal täglich, im Wechsel mit Calc. fluor. D12.

Calc. sulf. D6, eitrige Nierenbecken- oder Nierenentzündung. Fünfmal.

Calc. phos. D6 bis D12, besonders empfohlen als Mittel zur Nachbehandlung aller Nierenkrankheiten oder -operationen, auch bei Nierentuberkulose. Vorbeugungsmittel gegen Rückfälle.

Unterstützende Maßnahmen

Richten sich stets nach ärztlichen Vorschriften. Diät, Ruhe, Wärme.

C. Nierensteine, Nierengrieß, Nierenkolik
(siehe auch unter „Kolik").

Allgemeines

Meist Ablagerungen von Harnsäure oder anderen Bestandteilen, die dauernden Anlaß zu Nierenbecken- oder Nierenreizungen, Blutungen oder zur Kolik geben. Die Kolik durch Nierensteine gehört zu den schrecklichsten Schmerzen. Sie strahlen in den Rücken und besonders den Unterleib aus, führen zu Kollaps, Erbrechen und gehören in ärztliche Behandlung.

Mittelwahl (siehe oben)

Natr. phos. D6 und Silicea D12, je dreimal täglich, werden als bestes Vorbeugungsmittel gerühmt. Lösen und verhindern harnsaure Ablagerungen. Zusätzlich hat sich Natr. sulf. D6, dreimal, bewährt.

Magn. phos. D6, Hauptmittel bei allen Krampfkoliken. Alle drei bis fünf Minuten eine Gabe in einem Schluck heißen Wassers gelöst. Wird durch sehr heiße Kompressen auf die Nierengegend wirksam unterstützt.

OHRENKRANKHEITEN

A. Entzündung des äußeren Gehörganges

Allgemeines

Nie mit Instrumenten selbst in den Gehörgang eindringen!

Mittelwahl

Ferr. phos. D6, als sofort einzusetzendes Grundmittel, bei allen Entzündungen mit Schwellung, klopfenden Schmerzen und Blutandrang. Viertelstündlich.

Kal. chlor. D6, bei Zuschwellen des Gehörganges, bei feuchter Absonderung aus demselben. Stündlich.

Natr. phos. D6, stündlich, im Wechsel mit Silicea D12, dreimal, bei Gehörgangsfurunkel.

Kal. phos. D6, bei stinkender Absonderung aus den Gehörgängen oder bei allen schwereren Entzündungen. Halbstündlich.

Calc. fluor. D12, bei verhärteten Geschwülsten im Gehörgang. Fünfmal täglich.

Calc. phos. D6 bis D12, bei den chronischen, oft nässenden Entzündungen „skrofulöser" Kinder, mit fressendem Ausfluß. Drei- bis fünfmal täglich. Potenzwechsel. Bei heftigeren Entzündungen mit Natr. phos. D6.

B. Akute Mittelohrentzündung

Allgemeines

Wenn sich das Kleinkind bei unklarem Fieber oft an das Ohr faßt, sofort den Arzt wegen Verdachtes auf Mittelohrentzündung benachrichtigen. Auch in jedem anderen Verdachtsfalle sofort zum Arzt. Gefahr des Übergreifens auf das Gehirn, besonders nach Scharlach.

Mittelwahl

Ferr. phos. D6, ein gerade bei der akuten Mittelohrentzündung der Kinder in Homöopathie und Biochemie hundertfach bewährtes Mittel von fast spezifischer Wirkung. Alle fünf Minuten eine Gabe.

Kal. chlor. D6, als Begleitmittel zur Ferr. phos., bei Schwerhörigkeit und beginnendem weißlichen Eiterfluß aus dem Ohr. Fünfmal täglich.

Kal. phos. D6, neben oder statt Ferr. phos. in allen schweren Krankheitsbildern als erste Hilfe, besonders wenn die Entzündung im Anschluß an Infektionskrankheiten auftrat. Wenn Ausfluß, dann jauchig, stinkend. (Hier auch an Silicea denken!) Halbstündlich bis fünfmal.

Kal. sulf. D6, bei Absonderung dünnen grünlichen Eiters mit typischer abendlicher Verschlimmerung. Fünfmal.

Natr. phos. D6, fünfmal täglich, im Wechsel mit

Silicea D12, dreimal, bei dick-gelber Eiterung, auch in chronischen Fällen mit akuten Verschlimmerungen.

Calc. phos. D6 bis D12, als Grundmittel bei blassen „skrofulösen" Kindern mit chronisch laufendem Ohr, drei- bis fünfmal, auch bei akuten Verschlimmerungen.

Unterstützende Maßnahmen

Bettruhe, Wärme, ableitende Wickel, Stuhlregelung je nach ärztlicher Vorschrift.

C. Chronische Mittelohreiterung

Allgemeines

Nach Klärung der Diagnose und neben stets notwendiger fachärztlicher Beratung treten hier die großen, tiefgreifenden biochemischen Konstitutionsmittel ein. Man wolle sich nach dem oben Gesagten richten. Besonders sei hingewiesen auf Calc. phos. D6 bis D12, Silicea D12, Natr. phos. D6, Calc. fluor. D12, Kal. phos. D6 bis D12 und Kal. chlor. D6.

Unterstützende Maßnahmen

sind stets eine umfassende Allgemeinbehandlung, zeitweise Umstellung der Ernährung auf eine vitaminreiche Pflanzenkost, Klimawechsel, Badekuren (Sole!), viel Ruhe.

D. Schwerhörigkeit

Allgemeines

Die Ursachen sind sehr vielseitig. Fachärztliche Klärung.

Mittelwahl

Natr. phos. D6 und Silicea D12 im Wechsel je dreimal, bei Ohrensausen, Geräuschempfindlichkeit, wechselnder Schwellung und Entzündung des Gehörganges.

Kal. chlor. D6, bei langsam zunehmender Schwerhörigkeit nach Mittelohrentzündung. Knallen, Krachen im Ohr, klingelnde Ohrgeräusche.

Natr. mur. D6 bis D12, Schwerhörigkeit nach Schnupfen und Nasenrachenkatarrh. Mit Kal. chlor D6, je fünfmal.

Silicea D12, bei Altersschwerhörigkeit, Ohren verstopft, öffnen sich mit Knall. Dreimal.

Calc. fluor. D12, mit Silicea bei Altersschwerhörigkeit durch chronische Verhärtung im Mittelohr. Dreimal. Bleibt immer nur ein Versuch!

QUETSCHUNGEN

Mittelwahl

Ferr. phos. D6, bei Blutergüssen ins Gewebe mit Schmerzen bei

Bewegung. Rötung, klopfendem Gefühl, viertelstündlich, sofort einsetzen.

Kal. chlor. D6, halbstündlich, bei älteren blauen Flecken und Geschwülsten.

Calc. fluor. D12 mit Silicea D12, bei verhärteten Blutergüssen.

RACHENKATARRH siehe „Halsentzündung" und „Nasenrachenkatarrh"

RACHENMANDELVERGRÖSSERUNG siehe „Halsentzündung"

RACHITIS siehe „Englische Krankheit"

RHEUMATISCHE BESCHWERDEN siehe „Gelenkrheumatismus", „Kreuzschmerzen", „Hexenschuß", „Ischias", Muskelrheumatismus"

RIPPENFELLENTZÜNDUNG siehe „Brustfellentzündung"

RISSE, SCHRUNDEN

Treten diese bei Hauterkrankungen auf, deutet dieses Symptom stets auf Calc. fluor. D12, dreimal.

ROSE siehe auch „Gürtelrose"

Allgemeines

Oft im Gesicht, aber auch an anderen Hautgebieten auftretende, meist von kleinen Wunden ausgehende infektiöse Entzündung. Wird durch gewisse Bakterien verursacht. Neigt zum Wiederkommen. Kann bei geschwächten Menschen lebensgefährlich werden, in Blasenbildung, Zellgewebseiterung, jauchigen Zerfall übergehen. Sonst zeigt sie sich in beetartig abgesetzter Schwellung, starker Rötung, oft Fieber und verläuft gutartig in 6–10 Tagen.

Mittelwahl

Ferr. phos. D6, bei leichteren Fällen in viertelstündlichen Gaben.

Kal. phos. D6, wenn das Allgemeinbefinden stark gestört ist, das Fieber über 39° steigt, bei allen schweren Fällen als Hauptmittel. Halbstündlich. Dazu Ferr. phos.

Natr. phos. D6, bei harter Schwellung. Haut glänzend rot, gespannt. Von Dr. Schüßler besonders empfohlen. Halbstündlich.

Kal. chlor. D6, sobald Blasen auftreten. Halbstündlich.

Kal. sulf. D6, im sogenannten Abschuppungsstadium und als altbewährtes Vorbeugungsmittel gegen Rückfälle. Fünfmal täglich.

Unterstützende Maßnahmen

Es ist wohl bei keiner Krankheit so viel probiert worden, wie bei der Rose – fast alles ohne wesentlichen Erfolg. Deshalb beschränke man sich auf Bettruhe, gute Pflege und leichte Kost. In schwereren Fällen muß sowieso der Arzt geholt werden. Wer an das zauberische „Besprechen" der Rose glaubt, mag es getrost versuchen.

RÖTELN

Allgemeines

Kindliche Infektionskrankheit, die den Masern sehr ähnlich ist, jedoch meist viel leichter verläuft.

Mittelwahl

Ferr. phos. D6, viertelstündlich, genügt in fast allen Fällen. Sonst siehe unter „Masern".

ROTLAUF siehe „Rose"

RUHR

Allgemeines

Besonders bösartige, meldepflichtige infektiöse Darmerkrankung, mit schnellem Kräfteverfall (Vergiftungserscheinungen), Fieber, Herz- und Kreislaufschwäche, blutigen oder schleimig-eitrigen Wasserstühlen. Erreger sind eine Reihe bösartiger Bakteriengruppen. Die echte Ruhr macht heftigste Darmkrämpfe und Stuhldrang, so daß man kaum die Toilette erreicht, doch dann entleeren sich nur einige Tropfen. Äußerste Sauberkeit ist in Ruhrzeiten notwendig. Griff der Wasserspülung, Schuhsohlen, natürlich Hände und Kleidung sind sorgfältig zu desinfizieren, sonders in der Nähe eines Kranken. Fliegenschutz! Nichts Ungekochtes trinken! Bei Ruhrverdacht sofort Arzt holen.

Mittelwahl
(als erste Hilfe und unterstützend):
Ferr. phos. D6 in viertelstündlichem Wechsel mit
Kal. chlor. D6, bei wäßrigen bis schleimig-eitrigen, stark drängenden Stühlen.
Kal. phos. D6 ersetzt Ferr. phos. in allen schweren hochfieberhaften Fällen, vor allem, wenn Benommenheit, trockene Zunge, Bauchauftreibung einsetzen. Stinkende Entleerungen, Delirien, Unruhe. Halbstündlich.
Natr. mur. D6, bei plötzlicher Kreislaufschwäche.
Calc. sulf. D6, bei blutig-eitrigen Stühlen. Stündlich.
Magn. phos. D6, bewährt bei krampfartigen Bauchschmerzen. Alle fünf Minuten eine Gabe, in einem Schluck heißen Wassers gelöst.
Calc. phos. D6 bis D12, ist das beste Mittel für die Nachbehandlung der oft monatelang anhaltenden Schwächezustände. Fünfmal.

Unterstützende Maßnahmen
bestimmt allein der sofort herbeigerufene Arzt.

SCHARLACH

Allgemeines
Gefährliche meldepflichtige Infektionskrankheit. Bei geringstem Verdacht sofort Arzt rufen. Strenge Isolierung des Verdächtigen.

Mittelwahl
Für die erste Hilfe eignen sich folgende Mittel:
Ferr. phos. D6, viertelstündlich, beim ersten Krankheitsgefühl, leichtem Fieber.
Kal. chlor. D6, viertelstündlich, im Wechsel mit
Ferr. phos., bei Schluckschmerzen oder aufschießendem Ausschlag.
Kal. phos. D6, halbstündlich, wenn gleich ein schweres Krankheitsbild vorherrscht.
Achtung! Ist Scharlach in der Umgebung, so nie abwarten. Sofort Arzt benachrichtigen. Keine Selbstbehandlungsversuche! Für die Nachbehandlung, wenn der Kranke wieder zu Hause ist, eignet sich Calc. phos. D6 bis D12, fünfmal täglich.

SCHILDDRÜSENSCHWELLUNGEN siehe „Basedow" und „Kropf"

SCHLAFSTÖRUNGEN und **SCHLAFLOSIGKEIT** siehe „Nervöse Erschöpfung"

SCHLAGANFALL siehe „Gehirnschlag"

SCHLEIMBEUTELENTZÜNDUNG

Allgemeines

Meist durch knieende Arbeitsweise hervorgerufene Reizung des vor der Kniescheibe gelegenen Schleimbeutels.

Mittelwahl

Kal. phos. D6, stündlich.

SCHMERZEN

Allgemeines

Im folgenden sei die Art des Schmerzes beschrieben, wie sie in häufigen Fällen zur Mittelwahl führt.

Mittelwahl

Ferr. phos.: Drückend, stechend, klopfend, im ersten Stadium einer Entzündung. Wärme verschlimmert, Kühle lindert.

Kal. chlor.: Bewegung ruft Schmerzen hervor oder verschlimmert. Schlimmer durch Genuß schwerverdaulicher Speisen.

Calc. phos: Mit Gefühl von Taubheit, Kribbeln, Kälte, Ameisenlaufen. Bei Blasen, Schwächlichen, in Genesung. Verschlimmerung durch Bewegung, Wetterwechsel, Kälte, nachts. Wärme bessert.

Kal. phos.: Mit Lähmigkeitsgefühl einhergehend, nach Abklingen große Schwäche. Bei Blassen, Reizbaren, Nervösen. Verschlimmerung im Anfang der Bewegung (Aufstehen nach Sitzen), durch Überanstrengung. Leichte Bewegung bessert.

Magn. phos.: „Blitzmittel". Krampif, schießend, reißend („Reißen"), „an den Nervenbahnen entlang", stechend, bohrend, wandernd. Pausen machend. Wärme, fester Druck, Zusammenkrümmen, schnelle Bewegung erleichtern. Leichte Berührung verschlimmert.

Kal. sulf.: Abendliche Verschlimmerung und in geschlossenen Räumen, in Wärme. Besserung in frischer, kühler Luft. Ängstliche, deprimierte Menschen.

Natr. mur.: Begleitet von Absonderungen: Tränen, Speichel, Wasserbrechen. Pausen machend. Verschlimmerung in Ruhe, durch Feuchtigkeit. Blasse Menschen mit gedunsener Haut und Gewebe.

Natr. sulf.: Ähnlich Natr. mur. Ausgesprochene Verschlimmerung bei feuchter, kühler Umgebung (Wohnung, Landschaft, Binnenseen), bei Wetterwechsel, Trockenheit und Wärme bessert.

Natr. phos.: Verschlimmerung durch Fettgenuß und fette Speisen, besser nach Milchtrinken.

Silicea: Nächtliche Verschlimmerung oder Auftreten bei Wetterwechsel, Nässe und Kälte. „Skrofulöse" Menschen.

SCHNUPFEN siehe auch unter „Nasenrachenkatarrh", „Absonderungen"

Mittelwahl

Ferr. phos. D6 als erstes Mittel, viertelstündlich.

Natr. mur. D6, beim wundmachenden Fließschnupfen. Geruchs-, Geschmacksverlust. Bei Blutarmen. Halbstündlich. Auch beim chronischen Schnupfen; halbstündlich.

Kal. phos. D6, Ausfluß macht wund. Stinknase. Fünfmal.

Kal. chlor. D6, bei trockener Nase, zähen, weißlichen bis grauen Schleimabsonderungen. Katarrh breitet sich auf Hals, Rachen, Luftwege aus. Stockschnupfen, Stinknase. Fünfmal.

Natr. sulf D6, bei grünlichem Nasenschleim. Akuter und chronischer, auch fließender Schnupfen mit verstopfter Nase.

Natr. phos. D6, bei gelb-eitrigem Nasenfluß, wunden Nasenlöchern. Fünfmal.

Silicea D12, bei dickzähem, blutigem, eitrigem, chronischem Schnupfen (Kieferhöhlen!). Trockener Stockschnupfen. Stinknase, Geruchsverlust. Fünfmal.

Kal. sulf. D6, im Spätstadium akuten Schnupfens mit gelb-schleimiger Absonderung. Nase verstopft, Geruchs-, Geschmacksverlust. Bei chronischem Stockschnupfen. Stinknase. Fünfmal.

Calc. phos. D6 bis D12, beim chronischen Schnupfen blasser, schwächlicher, „skrofulöser" Kinder, mit rotblauer kalter Nasenspitze, „Schwiefnase", langen, hellen Schleimzapfen auf Lippe und Kinn. Stockschnupfen. Drei- bis fünfmal.

Magn. phos. D6, bei dauerndem krampfhaftem Niesen. Viertelstündlich.

Unterstützende Maßnahmen

So wenig wie die alten Griechengötter im Olymp mit ihrem Schnupfen fertig wurden (siehe Homer), so ist von keiner Seite eine wirksame Schnupfenbehandlung bekannt. Vielleicht hat die Volksmeinung darin recht, daß der Fließschnupfen viel anderweitig Krankes herausbringt. Nur wo er zu toll wird, sind Schwitzpackungen, heißes Kamillendampfbad usw. angebracht. Noch immer gilt der Spruch: „Huste oder niese nicht anderen Leuten ins Gesicht."

SCHUPPENFLECHTE siehe „Flechten"

SCHÜTTELLÄHMUNG siehe „Krämpfe"

SCHWÄMMCHEN (Soor) siehe „Mundentzündung"

SCHWANGERSCHAFT

Allgemeines

Die werdende Mutter braucht im allgemeinen keine Behandlung oder eine wesentliche Änderung ihrer Lebensgewohnheiten. Bei schlechtem Allgemeinzustand, vorheriger Schwäche usw., bewähren sich besonders die biochemischen Konstitutionsmittel und sollen entsprechend eingesetzt werden. Treten Schwangerschaftsbeschwerden auf, so richte sich die Mittelwahl nach den anderweitig besprochenen Symptomen („Erbrechen", „Kopfschmerz" usw.). Zur Vorbeugung von Schäden an Zähnen und Knochen der Mutter gebe man frühzeitig Calc. phos. D6 und Calc. fluor. D12, je dreimal täglich im Wechsel.

SCHWERHÖRIGKEIT siehe „Ohrenkrankheiten"

SCHWINDEL

Allgemeines

Kann die vielseitigsten Ursachen haben und muß den Leidenden immer zum Arzt führen. Einige Hinweise zur biochemischen

Mittelwahl

Ferr. phos. D6, Schwindel durch Blutandrang zum Gehirn, auch bei Blutarmen (mit Natr. mur.).

Kal. phos. D6, im Wechsel mit Magn. phos. D6, je fünfmal bei nervösen Schwindelanfällen, durch Überanstrengung, Schwächezustände (mit Natr. mur.).

Calc. phos. D6, bei Schwindel alter schwacher Leute, nach schweren Krankheiten (mit Natr. mur. und Kal. phos.). Drei- bis fünfmal.

Natr. phos. D6, bei Schwindel durch Übelkeit vom Magen her (Kater!).

Silicea D12, bei Schwindel, der vom Hinterkopf nach vorn geht, sich durch Aufsehen oder Bewegung verschlimmert. Drei- bis fünfmal.

SEEKRANKHEIT

Dr. Schüßler gibt Natr. phos. D6, in sehr häufigen Gaben, an. Später wird es im Wechsel mit Kal. phos. D6 empfohlen.

SEHNENSCHEIDENENTZÜNDUNG

Allgemeines

Meist durch teilweise Überanstrengung (Sägen, Holzhacken, Kurbeldrehen) entstehende Entzündung im Unterarm. Wenn die anfänglichen inneren Ausschwitzungen aufgesaugt sind, bemerkt man ein typisches Knirschen bei der Hebung des Handrückens in der Streckseite des Unterarmes. Heilt nur bei Ruhigstellung auf Schiene mit Sicherheit.

Mittelwahl

Ferr. phos. D6, im Beginn der ausschwitzenden Entzündung. Viertelstündlich.

Kal. chlor. D6, mit oder nach Ferr. phos., wenn Ausschwitzungen und Schwellung bestehen. Halbstündlich.

Silicea D12 im Wechsel mit Calc. fluor. D12, je dreimal, wenn deutliches Knirschen oder Verhärtung besteht.

SKROFULOSE

Allgemeines

Ein alter Begriff der Medizin, der sich volkstümlich für gewisse konstitutionelle Eigenarten, vor allem des Kindesalters, bis heute gehalten hat. Er bezeichnet Menschen mit blasser, unreiner Haut, Neigung zur Ausschlägen und Flechten, Entzündungen und Katarrhen der Nase, Augenbindehaut, der Ohren, des Darmes, der Lymphorgane; der Leib ist oft aufgetrieben, der Geist träge. Erbliche Anlage wird hier mit ungünstigen Umständen stets zusammenwirken. Die großen biochemischen Konstitutionsmittel finden hier ihre erfolgreichste Anwendung. Daneben wird eine naturgemäße Lebensweise Hilfe bringen. Vor allem eine vitaminreiche, mit reichlich Salaten, Rohgemüsen (Spinat, Möhren, Sauerkraut) versehene Kost, Licht, Luft und Sonne, beim einen mehr Körperbewegung, beim anderen mehr Ruhe. Warme Bäder mit Sole, Heublumen, Haferstroh sind altbewährte Mittel.

Mittelwahl

Natr. phos., Calc. phos., Silicea und Magn. phos. sind als Hauptmittel, je nach ihrem Konstitutions- und Mittelbild, auf Grund sehr langer Erfahrungen heranzuziehen.

Calc. phos. D6 bis D12, vor allem bei hageren und schmächtigen Kindern. Hals zu dünn für großen Kopf. Rückenschwäche. Verzögerte Zahnbildung. Schlechte Milchzähne. Bauch schlaff, eingezogen. Chronische Drüsenschwellung. Verlangen nach Geräuchertem, Salzigem. Gesichtsfarbe bleich, wächsern. Kopf und Hals schwitzen leicht. Schweiße sind nicht riechend. Fünfmal. Potenzwechsel.

Silicea D12, bei schlecht ernährt aussehenden Kindern. Sind sehr schlechte „Futterverwerter". Kopf groß, Hals normal. Bauch dickplump. Durchfälle. Stinkende Schweiße überall. Muskelschwäche. Kinder laufen spät. Sind nervös, erregbar, weinen leicht. Harte, schmerzlose Drüsen. Allgemeine Neigung zu Eiterungen. Dreimal täglich. Nur D12.

Natr. mur. D6 bis D12, bei Abmagerung trotz Heißhunger. Muß dauernd Wasser trinken. Verlangt oft nach Salz, Pikantem, will kein Brot. Trockene Schleimhäute, Kratzen im Hals. Neigung zu chronischen Durchfällen. Drüsenschwellungen. Drei- bis fünfmal.

Weitere Mittel richten sich nach den jeweils hervortretenden Einzelsymptomen.

SODBRENNEN siehe auch „Magenleiden"

Mittelwahl

Natr. phos. D6, Natr. mur. D6, sind die Hauptmittel.

Magn. phos. D6, bei gleichzeitigen Krampfschmerzen.

Natr. sulf. D6, bei Beteiligung der Leber und Gallenwege.

STIRNHÖHLENKATARRH

Allgemeines

Fachärztliche Behandlung. Bei reichlicher Eiterung aus der Nase Wahl des Mittels wie unter „Schnupfen“; „Absonderungen“.

Mittelwahl

Kal. chlor. D6, Silicea D12, Calc. sulf. D6 bis D12 sind die Hauptmittel.

STOCKSCHNUPFEN siehe Schnupfen

STUHLVERSTOPFUNG

Allgemeines

Kann entweder durch Trägheit oder durch Übererregbarkeit der Darmmuskeln bedingt sein. Die letztere Form ist heute im Zeitalter des Krampfes und der nervösen Übererregtheit die häufigere. Man erkennt sie an der Form des Stuhles, der hier meist kleinknollig, wie Schafkot ist. Daß die Ernährungsweise bei beiden Formen grundverschieden sein muß, ergibt sich aus einfacher Überlegung. Darmträgheit erfordert reichliche Mengen von Ballaststoffen, Zellulose, grobem Brot. Daneben viel körperliche Bewegung. Die krampfartige Form verschlimmert sich, wenn derartige die Schleimhaut reizende Stoffe den schon übererregten, zusammengezogenen Darm noch mehr zur Tätigkeit anregen. Also Ruhe, Entspannung, Wärme und reizlose, milde Kost. Wahllos, regelmäßig und zu lange genommene Abführmittel verschlechtern das Leiden. Bei ganz hartnäckigen Fällen mit Allgemeinbeschwerden bewährt sich eine einmalige Gabe von Rizinusöl, Karlsbader Salz, Sennesblättertee, oder ein hoher Einlauf mit Seifenwasser. Meist kennt der erfahrene Kranke sein Mittel. Gut hilft die Buttermilch, Manna und Johannisbrot. Die biochemische Behandlung versucht vornehmlich, an der Konstitution anzugreifen.

Mittelwahl

In Einzelfällen bewähren sich folgende Mittel:

Ferr. phos. D6, stündlich, von Dr. Schüßler empfohlen bei Darmträgheit mit Hitzegefühl im Darm, Blutandrang und Kreuzschmerzen.

Kal. chlor. D6, stündlich, bei weiß belegter Zunge, spärlichem hellem Stuhl, schlechter Verträglichkeit von Fetten, Kuchen.

Natr. mur. D3 bis D6, sehr bewährt bei harten, bröckligen Stuhlmassen mit Schleimüberzug (auch krampfige Form), Mastdarmkrampf, Schleimhautrissen. Wechsel von Durchfall und Verstopfung. Besonders nach Entbindung. Stündlich.

Natr. sulf. D6, bei Verstopfung mit gestauten Darmblähungen. Knollige, harte Stühle, mit Afterschmerz vor und nach dem Stuhlgang. Druck und Völlegefühl im Leib, rechtsseitig. Lebererkrankungen. Stündlich.

Magn. phos. D6, halbstündlich, das beste Mittel bei der krampfigen Form.

Kal. phos. D6, bei dunkelbraunen, gelblich-grünschleimigen Stühlen. Darm äußerst träge, fast gelähmt. Stündlich.

Kal. sulf. D6, stündlich, bei starkem Gefühl von Vollsein und Druck (Leberschwellung).

Natr. phos. D6, bei Säuresymptomen. Wechsel von Druchfall und Verstopfung. Stündlich.

Silicea D12, wenn unter großem Druck herausgepreßter Stuhl vor Schwäche wieder zurückschlüpft. Verstopfung mit vergeblichem Drang. Besonders vor und während der Regel. Afterrisse. Krampfhafter Schließmuskel. Drei- bis fünfmal.

Calc. fluor. D12, bei Verstopfung nach Wochenbett und Operationen wegen Darmerschlaffung.

Calc. phos. D6 bis D12, bei allgemeiner Schwäche hinfälliger, blasser alter Leute, Stuhlhypochonder. Fünfmal.

ÜBERBEIN

Wenn keine chirurgische Behandlung notwendig, haben sich Silicea D12 im Wechsel mit Calc. fluor. D12, je dreimal, gelegentlich bewährt.

UNTERSCHENKELGESCHWÜR siehe „Beingeschwür“.

VENENENTZÜNDUNG siehe „Krampfadern“

VERBRENNUNG

Allgemeines

Wir unterscheiden je nach Krankheitsbild und Zerstörung von Gewebe drei Grade: 1. Rötung und Entzündung. 2. Blasenbildung. 3. Tiefere Zerstörung (Verkohlung von Gewebe).

Ähnlich teilen wir die Bilder von Verbrühung (durch kochende Flüssigkeiten) ein.
Die wichtigste Erstbehandlung bis zu ärztlicher Hilfe ist die sterile, keimfreie Abdeckung der betroffenen Stelle.

Mittelwahl

Ferr. phos. D6, viertelstündlich, bei Verbrennung ersten Grades.

Natr. mur. D6, halbstündlich, bei solchen zweiten Grades. Wenn heftige Schmerzen, immer dazu Ferr. phos.

Kal. phos. D6, halbstündlich, bei allen schwereren Zuständen (3. Grad.) sofort. Bei jauchigem Zerfall.

Kal. chlor. D6, bei Brandwunden mit weißgrauer Absonderung, auch wildem Fleisch. Stündlich.

Silicea D12, bei eitrigen Brandwunden. Fünfmal.

Calc. fluor. D12, bei verhärteten Narben, dreimal.

VERHÄRTUNGEN

sind immer ein Leitmerkmal auf Calc. fluor.

VERLETZUNGEN

Allgemeines

Bei den Alltagsverletzungen (Schnittwunden, Schlag, Quetschungen usw.) ist äußerste Sauberkeit geboten; Wunden nicht auswaschen, nur vom groben Schmutz reinigen und mit sterilem (keimfreiem) Mull, frisch geplättetem Taschentuch bedecken. Größere klaffende Schnittwunden lieber nähen lassen, da sonst häßliche Narben entstehen können. Biochemische Behandlung unterstützt den Heilungsvorgang.

Mittelwahl

Ferr. phos. D6, viertelstündlich, bei allen frischen Verletzungen.

Kal. phos. D6, viertelstündlich, bei verunreinigten Wunden.

Silicea D12, drei- bis fünfmal, bei Eiterung und Bildung sogenannten „wilden Fleisches".

Calc. fluor. D12, dreimal, bei harten, ungünstigen Narben.

Kal. chlor. D6, stündlich, wenn sich „wildes Fleisch" bildet und starke Schwellung besteht.

Natr. mur. D6, fünfmal, fördert die Überhäutung mit gesunder Haut.

VERSTAUCHUNGEN, VERRENKUNGEN

Mittelwahl

Neben chirurgischer Behandlung haben sich als heilungsfördernd bewährt:

Ferr. phos. D6, viertelstündlich, bei Bluterguß, Weichteilverletzung, entzündlichen Vorgängen.

Kal. chlor. D6, nach Abklingen der ersten heftigen Schmerzen und akuten Erscheinungen, bei fortbestehender Schwellung.

Calc. phos. D6 im Wechsel mit Calc. fluor. D12, je dreimal täglich, zur Unterstützung der Heilung von Knochenbrüchen.

WADENKRAMPF siehe auch „Krämpfe“

Mittelwahl

Magn. phos. D6 bewährtes Hauptmittel.

Kal. phos. D6, bei Wadenkrampf nach Überanstrengung. Stündlich.

WARZEN

Allgemeines

Wahrscheinlich durch ein Virus hervorgerufene Hautknötchen. Manchmal hilft Suggestionsbehandlung („Besprechen“) sehr gut. Oft heilen Warzen unter einem Schutzverband schnell ab.

Mittelwahl

Kal. chlor. D6 im Wechsel mit Natr. sulf. D6, je dreimal täglich.

Natr. mur. D6, fünfmal täglich bei Handtellerwarzen.

Calc. fluor. D12, dreimal, bei sehr harten alten Warzen.

WASSERSUCHT siehe „Herzschwäche“, „Nierenleiden“, „Brustfellentzündung“

WECHSELJAHRE

Allgemeines

Die entsprechenden Beschwerden und deren Behandlung siehe unter den entsprechenden Kennworten. Nachdem es sich nicht um ein krankhaftes Geschehen handelt und die Wechseljahre der Frau normalerweise beschwerdefrei verlaufen, gibt es auch keine besondere Behandlung dafür. Den Konstitutionsmitteln sei vor allem Aufmerksamkeit gewidmet.

WILDES FLEISCH siehe „Verbrennung“ und „Verletzungen“

WUNDROSE, siehe „Rose“

ZAHNSCHMERZEN siehe „Schmerzen“

ZELLGEWEBSENTZÜNDUNG, Behandlung wie bei Abszeß

ZIEGENPETER (Mumps)

Allgemeines
Infektiöse Kinderkrankheit mit Schwellung der Ohrspeicheldrüse.

Mittelwahl
Kal. phos. D6, wenn hohes Fieber, heftige Allgemeinerscheinungen das Bild beherrschen. Halbstündlich.
Ferr. phos. D6, viertelstündlich, als Anfangsmittel bei allen leichteren Fällen.
Kal. chlor. D6, bei fieberlosem Verlauf mit Schwellung, viertelstündlich.
Natr. mur. D6, bei begleitendem Speichelfluß und Entzündungen am Hoden. Halbstündlich.

Unterstützende Maßnahmen
Geschwollene Ohrspeicheldrüsen mit heißem Öl bestreichen, mit Watte bedecken. Kopf in Wolltücher einpacken. Gute Mundpflege (Salbeiteespülungen), flüssig-breiige Ernährung.

ZUCKERKRANKHEIT (Diabetes mellitus)

Allgemeines
Ist die ärztliche Diagnose durch Harn- und Blutzuckeruntersuchung und die Behandlung mit Diät und eventuell Insulin eingeleitet, so bleibt der biochemischen Therapie die wichtige Aufgabe, in die Konstitution des Erkrankten regulierend und bessernd einzugreifen. Daß konstitutionelle Faktoren auch bei der Entstehung der Zuckerkrankheit eine Rolle spielen, zeigt ihre häufige Erblichkeit, ihre Abhängigkeit von Infekten, allgemeinem Zustand, Belastungen aller Art, Fettsucht, seelischen Störungen usw. Diesen Tatsachen muß sich auch jede unterstützende Behandlung anpassen. Mit Insulin ist der Kranke vor dem Schreckgespenst der Säurevergif-

tung (Koma) und qualvollem Siechtum weitgehend geschützt, jedoch stellt dies keine eigentliche Behandlung der Grundkrankheit dar. Diese spielt sich meist in der Bauchspeicheldrüse ab, dem insulinbildenden Teil derselben, den Langerhansschen Inseln, kleinen drüsigen Einsprenkelungen. Bei allgemeiner Verhärtung, meist im Gefolge ähnlicher Vorgänge in der Leber, stellen diese ihre Insulinproduktion ein. So erklärt sich die hervorragende Rolle, die seit Dr. Schüßler das eigentliche Leberfunktionsmittel, das Natr. sulf., in der Behandlung der Zuckerkrankheit spielt. Ähnliches gilt für die Kalksalze, besonders Calc. fluor. und Silicea, die Hauptbestandteile der Kurbrunnen für Diabetiker.

Mittelwahl

Natr. sulf. D6, wird nach Dr. Schüßler „das" biochemische Mittel der Zuckerkrankheit genannt. Es sollte daher neben den durch die Konstitution bestimmten weiteren Mineralsalzen gegeben werden. Fünfmal.

Calc. phos. D6 bis D12, bei Mund- und Zungentrockenheit, Durst, Schwäche, schlaffem, eingesunkenem Leib, Verlangen nach Salzigem, Gepökeltem. Drei- bis fünfmal.

Calc. fluor. D12, bei Leber- und Bauchspeicheldrüsenverhärtung (Zirrhose), allgemeiner Gewebserschlaffung, Zahnfäule und -ausfall. Verkalkungsvorgänge. Dreimal.

Silicea D12, dreimal, zur Unterstützung von Calc. fluor.

Natr. phos. D6, bei starkem Durst und übermäßigem Hunger. Immer bei obstartigem Mund- und Harngeruch (Säure, Azidose). Gefahr der Säurevergiftung (Koma). Halbstündlich.

Kal. phos. D6, bei nervöser Schwäche, Schlaflosigkeit, Abmagerung. Hauptmittel, wenn seelische Einflüsse das Leiden auslösten oder verschlimmerten. Bei Leberstörungen, Heißhunger. Bei drohender Säurevergiftung; halbstündlich.

Magn. phos. D6, bei unerträglichem Juckreiz. Viertelstündlich.

Natr. mur. D6, bei nicht löschbarem Durst, trockener Zunge, Furunkel- und Ausschlagneigung. Schwäche, Schlafsucht, allgemeinem Nachlassen der Lebenskräfte. Stündlich.

ZUNGE

Allgemeines

Die Beschaffenheit, der Belag, Geschmack, das Aussehen dieses den Sinnesorganen des Untersuchers zugänglichen Organs spielte in der alten

Medizin eine große Rolle. Bis heute hat sich dies bei der Wahl biochemischer und homöopathischer Mittel als wichtiger Hinweis bewährt. Im folgenden eine Zusammenstellung:

Mittelwahl

Calc. fluor.: Braun, trocken, rissig bis borkig.

Calc. phos.: Pelzig-weißer Belag. Ekelerregender süßlicher Geschmack.

Ferr. phos.: Oberfläche rein, Geschmack wie faule Eier.

Kal. chlor.: Nicht schleimig. Grauweiß bis weiß.

Kal. phos.: Braun belegt, trocken. Oft wie mit flüssigem Senf bestrichen. Übler Mundgeruch und -geschmack.

Kal. sulf.: Gelbschleimig. Feder, pappiger Geschmack. Geschmacksverlust.

Natr. mur.: Hell, weiß-, bis weißgrau-schleimig, rein feucht oder rein trocken. Kleinblasiger Speichelschleim am Rande. Brennende, schmerzende Bläschen, Geschwüre auf der Zunge. Haargefühl auf der Oberfläche. Salziger Geschmack. Geschmacksverlust.

Natr. phos.: Goldgelb, feucht. Saurer oder bitterer Geschmack. Haargefühl auf der Zungenspitze.

Natr. sulf.: Bräunlich, grünlich, schmutzig. Bitterer oder pfeffriger Geschmack. Geschmacksverlust.

Magn. Phos.: Gelbglänzend, rein. Süßlicher Geschmack.

Silicea: Bräunlich-schleimig belegt. Besonders morgens. Geschmack nach Blut oder Seifenwasser, fettig. Haargefühl auf der Zunge oder ihrer Spitze. Geschmacksverlust.

Biochemischer Bund Deutschlands e.V.

Der Biochemische Bund Deutschlands e.V. ist die Dachorganisation von vielen Biochemischen Gesundheitsvereinen in Deutschland und den europäischen Nachbarländern. Ziel des Verbandes ist an erster Stelle die Förderung der Verbreitung der von Dr. Schüßler begründeten Biochemie. Für weitere Auskünfte und Fragen zur Mitgliedschaft in einem in Ihrer Nähe gelegenen Gesundheitsverein wenden Sie sich bitte an

> Biochemischer Bund Deutschlands e.V.
> In der Kuhtrift 18, 41541 Dormagen
> Tel. 02133-72003, Fax 02133-739138

Aktuelle Informationen über den Biochemischen Bund Deutschlands e.V., die Vereine, Literatur, Therapeuten etc. können Sie sich jederzeit über das Internet abrufen und Nachrichten können Sie uns auch per e-mail zukommen lassen unter

> Internet: www.biochemie-net.de
> e-Mail: biochemie@bbdnet.de

Weg zur Gesundheit Verlag GmbH

Im WzG Verlag sind eine ganze Reihe biochemischer Bücher und Broschüren sowie weitere naturheilkundliche Literatur erschienen. Einige Veröffentlichungen, z.T. auch von anderen Verlagen, stellen wir Ihnen auf den folgenden Seiten vor. Bitte richten Sie Ihre Anfragen oder Ihre Bestellung

an	Weg zur Gesundheit Verlag GmbH In der Kutrift 18 41541 Dormagen Tel. 02133-72003 Fax 02133-739138	oder	WzG Verlag GmbH Bücherversand A. Schröder Saarlandstraße 2 59302 Oelde Tel. 02522-3809 Fax 02522-3809

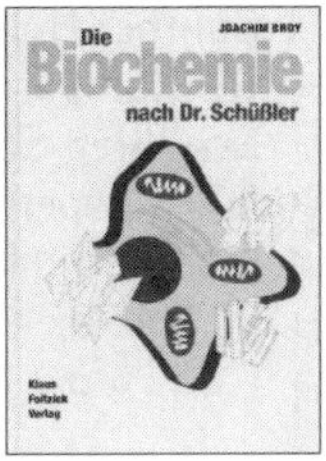

Joachim Broy
Die Biochemie
nach Dr. Schüßler
1993, Gebunden 14 x 20 cm,
224 Seiten,
19,94 Euro

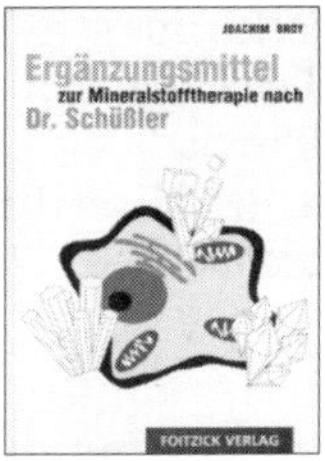

Joachim Broy
Ergänzungsmitel
zur Mineralstofftherapie
nach Dr. Schüßler
2000, Gebunden 14 x 20 cm,
216 Seiten,
24,00 Euro

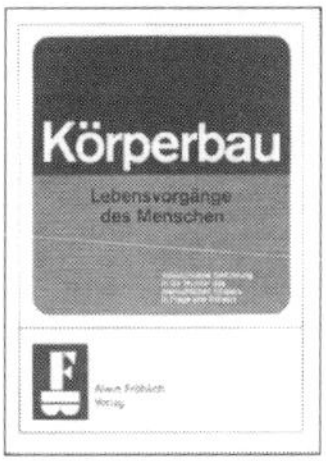

Dr. D. Diwock
Körperbau und Lebens-
vorgänge des Menschen
Volkstümliche Einführung in
die Wunder des menschlichen
Körpers in Frage und Antwort.
Broschur 12 x 17 cm,
112 Seiten, 8,60 Euro

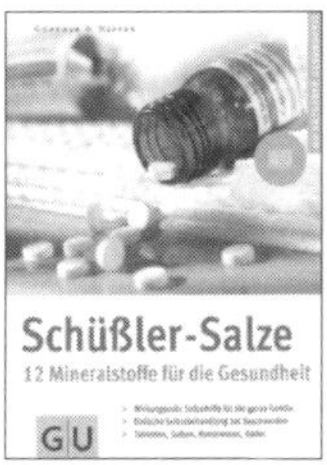

Günther H. Heepen
Schüßler-Salze
12 Mineralstoffe für die
Gesundheit.
2001, Broschur 16 x 21,5 cm,
96 Seiten, 40 Farbabbildungen
10,17 Euro

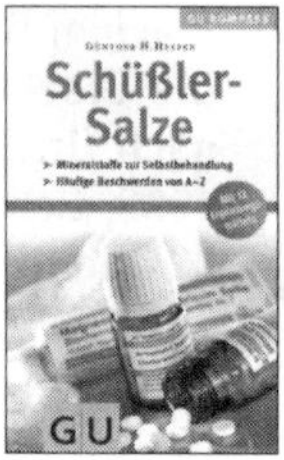

Günther H. Heepen
GU Kompass
Schüßler-Salze
2001, Paperback in
Klarsichthülle, 9,5 x 16 cm,
96 Seiten,
6,60 Euro

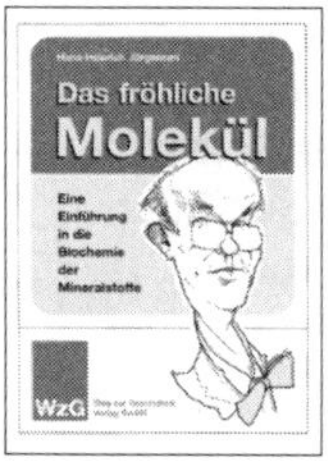

Hans-Heinrich Jörgensen
Das fröhliche Molekül
Eine Einführung in die
Biochemie der Mineralstoffe.
1998, Broschur, 12 x 17 cm,
80 Seiten,
6,00 Euro

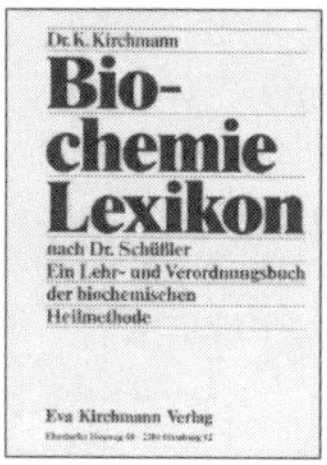

Dr. K. Kirchmann
Biochemie Lexikon
nach Dr. Schüßler. Ein Lehr-
und Verordnungsbuch der
biochemischen Heilmethode.
6. Aufl. 1995, Gebunden
14,2 x 21 cm, 334 Seiten,
25,00 Euro

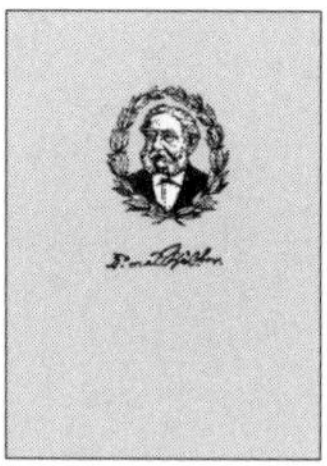

Günther Lindemann
Dr. med. Wilhelm Heinrich
Schüßler
Sein Leben und Werk.
1992. Gebunden 14,6 x 21,5 cm,
128 Seiten mit 18 Abb.,
15,24 Euro

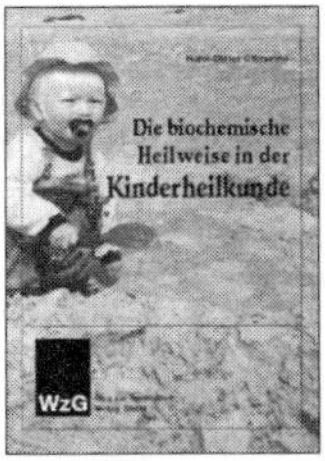

Hans-Dieter Oltmanns
Die biochemische Heilweise in der Kinderheilkunde
3. erweiterte Neuauflage 1999,
Broschur 12 x 17 cm, 112 Seiten,
6,50 Euro

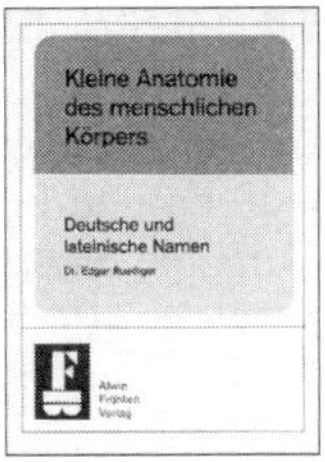

Dr. Edgar Ruediger
Kleine Anatomie des menschlichen Körpers
Deutsche und lateinische Namen
35. Auflage 1991, Broschur
12 x 17 cm, 144 Seiten,
8,60 Euro

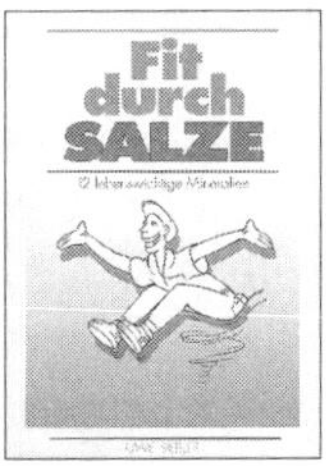

Uwe Siebler
Fit durch Salze
12 lebenswichtige Mineralien.
3. Auflage 2000,
Broschur 14,8 x 21 cm,
148 Seiten,
9,20 Euro

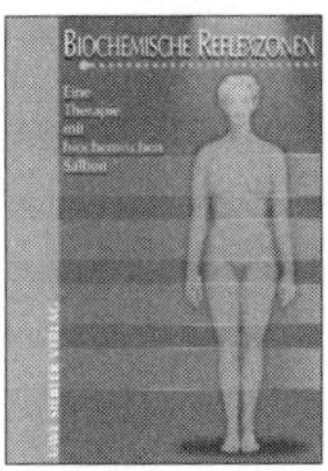

Uwe Siebler
Biochemische Reflexzonen
3. völlig überarbeitete
Neuauflage 2000.
Broschur mit zahlr. Abb.,
14,8 x 21 cm, 64 Seiten,
8,20 Euro

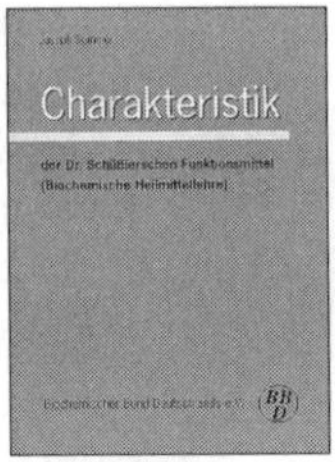

Joseph Sommer
Charakteristik der Dr. Schüßlerschen Funktionsmittel
(Biochemische Heilmittellehre)
(1929), Reprint 1996,
56 Seiten, 4,30 Euro

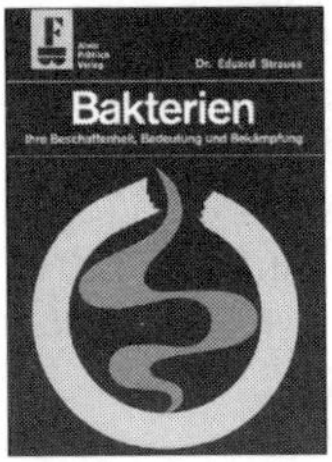

Dr. Eduard Strauß
Bakterien
Ihre Beschaffenheit, Bedeutung und Bekämpfung.
11. Auflage, Broschur
12 x 17 cm, 104 Seiten,
7,60 Euro

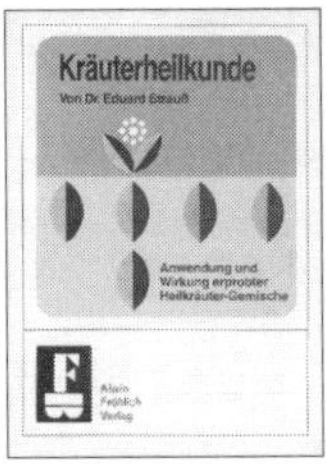

Dr. Eduard Strauß
Kräuterheilkunde
Anwendung und Wirkung erprobter Heilkräuter-Gemische.
Neuauflage 1988, Broschur
12 x 17 cm, 144 Seiten,
8,60 Euro

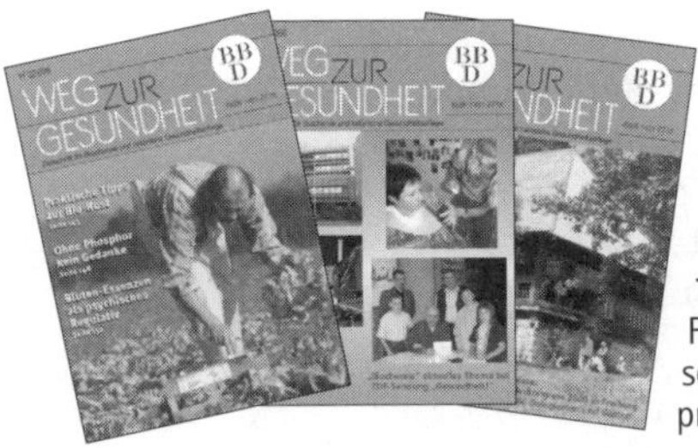

Weg zur Gesundheit
Zeitschrift für Biochemie und natürliche Gesundheitspflege.
Erscheinungsweise 6 x jährlich.
Jahresabonnement 11,00 Euro.

Für Mitglieder eines dem BBD angeschlossenen Vereins ist der Bezugspreis im Mitgliedsbeitrag enthalten.